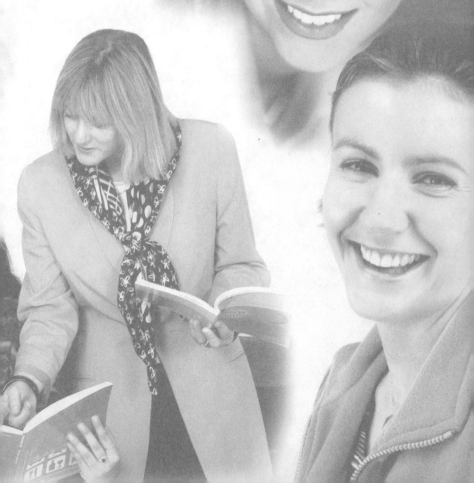

DEJAR DE FUMAR

Se acabó el tabaco

DEJAR DE FUMAR

Se acabó el tabaco

José Fco. González

Copyright © EDIMAT LIBROS, S. A.
C/ Primavera, 35
Polígono Industrial El Malvar
28500 Arganda del Rey
MADRID-ESPAÑA

ISBN: 84-9764-329-1
Depósito legal: CO-00169-2003

Colección: Superación personal
Título: Dejar de fumar
Autor: José Francisco González Ramírez
Diseño de cubierta: Visión Gráfica
Impreso en: Graficromo S. A.

IMPRESO EN ESPAÑA – *PRINTED IN SPAIN*

INTRODUCCIÓN

A estas alturas de la historia tabáquica mundial a ningún fumador se le escapa que el tabaco es una sustancia muy estudiada en sus repercusiones físicas. Fumar o no fumar no es neutro. Es libre nuestra elección de hacerlo o no, pero sus repercusiones son un hecho objetivo estudiado millones de veces por la ciencia. Sin embargo, el atrevido fumador que coja este libro puede ir ya pensando que lo que le digamos va en la línea de potenciar la calidad de su vida y no a llenarla de fantasmas y temores. De cualquier modo, evidentemente, tratar el tabaquismo como información objetiva no le viene mal al fumador para asentar su actitud de no fumar.

> Fumar o no fumar no es una cuestión neutra.

El libro que tiene ahora delante de sus ojos, quizá buscando unos pautas, unos consejos sencillos, le llevará sobre tres áreas de trabajo personal. Le ofrecemos en los primeros capítulos una información objetiva sobre lo que es el tabaco. Siga leyendo y encontrará una segunda parte que es una zona de ayuda, de guía, por si se decide a dejar de fumar y aplica nuestra propuesta de método para dejarlo. Si ha sido valiente y dejó de fumar bajo unos criterios personales, o según nuestros consejos, no le vamos a dejar en este libro sólo ante su intento antitabáquico. Le proponemos actividades alternativas a la conducta de fumar

Deje de fumar con tres propuestas y un método en cuatro fases.

Por supuesto cada cual tiene sus gustos al respecto sobre qué hacer. De cualquier modo, para las actividades alternativas hemos localizado ciertos temas que pueden ayudar y que son consecuencia de las ideas, de los temores de los fumadores que dejan este hábito. Pongamos un ejemplo: cierta persona tenía la frecuente idea de dejar de fumar, pero le frenaba el hecho de que cuando lo dejaba comía en

1. INFÓRMESE.
2. DEJE DE FUMAR.
3. HAGA OTRAS COSAS.

demasía y engordaba, por lo que inmediatamente volvía a fumar. La trampa que se tendía era que si dejaba de fumar engordaba, lo cual justificaba su hábito reforzándolo a límites insospechados.

En la tercera parte de esta obra le proponemos actividades alternativas que justifiquen este cierto delirio psicológico de la pescadilla que se muerde la cola. Y lógicamente, por ejemplo, al hecho de fumar le proponemos el control alimentario. Ante la ansiedad técnica de relajación, etcétera...

Esta es nuestra propuesta para dejar de fumar:

a) Información sobre el tabaquismo.
b) Método o guía para dejar de fumar.
c) Actividades alternativas a esta conducta.

CAPÍTULO I

TABAQUISMO

Nuestro libro es un canto a la calidad de vida personal. No a los temores, al terror... Queremos que usted con su olfato gane en capacidad de oler. Queremos que con su gusto gane en calidad de saborear. Y que al levantarse por la mañana y tomar fuerzas para resistirse al cigarrillo lleno de todas esas tensiones y tentaciones que rodean a lo humano, logre que por la noche, al acostarse, se sienta orgullo del dominio que tiene sobre su propia vida, sobre su propios actos...

> Fumar tiene consecuencias.

Resaltamos la necesidad de dejar el tabaco para ganar en calidad de vida. Pero no es evitable de ninguna de las formas no hablar de las consecuencias de fumar cuando damos información sobre el tabaquismo. No podemos evitar hablar del dolor, la enfermedad y muerte asociada al hecho de fumar. Dice Herman Press que fumar es morir a cámara lenta. Buceemos sobre lo que la ciencia de la salud nos dice reiteradamente que es el tabaco.

Si ya conoce esta información y no quiere afrontarla o le parece innecesaria, salte directamente al método, o la guía práctica que le proponemos. Sin embargo, estamos seguros de que afrontar la parte de información sobre el tabaquismo le reforzará la necesidad de dejar el tabaco o le abrirá el deseo de hacerlo, pues cualquier inteligencia prevé las consecuencias terribles que a la larga puede traer el fumar, aunque algunos fumadores reiteran que no siempre, y es verdad, pero se vive peor y esto es innegable...

> Fumar es morir a cámara lenta.

No se asuste, cambie de actitud, refuerce su intención para dejar el tabaco. Es verdad que hay fumadores que llegan más allá de los noventa años. Es verdad. Pero es un riesgo estadístico, es deshojar la margarita; de cualquier forma, hay datos que apuntan a que existe un acortamiento de la vida. Pasemos, pues, la asignatura amarga de afrontar valientemente esta información de «terror» como un dato más que usted debe conocer.

Historia tabáquica

Todo comenzó para nuestra cultura occidental hace mucho tiempo en Cuba, por el año 1492, al respecto del tabaco. Fue desde allí donde comenzó a extenderse hacia Europa por los conquistadores españoles.

> Fumar acorta la vida, como mínimo.

Nada se sabía por supuesto de los perjuicios que causaba sobre la salud; ni mucho menos, como podemos suponer. Realmente este hábito se introdujo en la alta cuna y fue costumbre de reyes y nobles. Ningún mejor modelo de escaparate para que la denominada «epidemia silenciosa» tomara cuerpo y comenzara en los albores de su historia a propagarse como un auténtico incendio. Sin embargo, hasta que no llegó posteriormente la etapa de industrialización del tabaco el consumo de esta planta quedaba salvaguardado para muchos humanos en gran parte del planeta. En el siglo XVII (1600-1700) el tabaco llegó a ser universal.

> El tabaco genera una enorme tarta económica que el fumador mantiene con su hábito.

Cuentan las crónicas que un tal Fray Román Pone en 1518 mandó semillas de tabaco al emperador Carlos V y comenzó el cultivo de esta planta en Europa. Jean Nicot, en 1560, de cuyo curioso apellido se toma la palabra nicotina, una de las sustancias que componen el tabaco y que es la base de la adicción orgánica, la introdujo en Francia. En Inglaterra lo hizo Sir Raleight, y así fue extendiéndose por todo el orbe.

Ni que decir tiene que el cultivo de esta planta ha generado y genera una enorme tarta económica de tal importancia que es el muro principal para que exista una auténtica política y un auténtico desarme para erradicar el tabaco de nuestros hábitos.

Podemos disculpar históricamente que por ignorancia sobre los efectos que produce el fumar, en la

> Fumar se extendió de forma epidémica por el mundo al industrializarse.

antigüedad y hasta fechas muy recientes, en el mundo este hábito se manejase socialmente como un tema de prestigio. Estaba bien visto fumar, era una cuestión de *status*.

Se consideraba como un signo de inicio hacia la virilidad por parte de los adolescentes varones; como un tema de distinción entre sexos, etc. Todo normal dentro de los excesos de nuestra cultura.

Hacia 1850 comenzó algo realmente importante, que era la industrialización del tabaco. La producción de tabaco por medios mecánicos extendió de modo definitivo el hábito de fumar. Se formaron las empresas tabaqueras y con ello un poder y un imperio económico avasallador, realmente gigantesco.

Esto supuso el inicio de una extensión de intereses económicos y de un mantenimiento de los mismos en una lucha sin cuartel. Es el inicio de las grandes contradicciones entre intereses.

El tabaco es la materia que más efecto directo produce sobre las causas de muerte y enfermedad en el mundo.

Por estas fechas aún se podía observar a la industria tabaquera como una actividad económica más.

Pero la ciencia de la salud, por otro lado, localizaba, analizaba y sentenciaba cada vez con mayor evidencia que el tabaco influía en el organismo de una forma negativa. Y hasta la actualidad todo indica, como veremos más adelante, que el tabaco es una de las sustancias que más efectos directos produce sobre las causas de enfermedad y muerte. Y esto es un hecho objetivo que todo fumador debe saber y libremente aceptar este riesgo.

Y es justo en este punto donde se inicia una batalla sin cuartel entre los intereses de la salud y los intereses comerciales y económicos.

En los tiempos oscuros de nuestra historia no muy lejana en cuanto a ciertos conocimientos, el tabaco era una planta a la que se le atribuía curiosamente efectos benéficos para la salud. Hoy día todos los datos de la ciencia apuntan a que es causa de enfermedades.

La lucha de intereses entre las empresas tabaqueras y la ciencia de la salud, esta última defendida muchas veces por los políticos, genera en el mundo un estado de presión permanente hacia los consumidores de

> Deje el tabaco para ganar CALIDAD DE VIDA.

tabaco, los fumadores. Actualmente, éstos son víctimas de una fuerte presión social por efectos de esta batalla sin cuartel que se localiza de modo virulento en los Estados Unidos de América.

Una moda o un nuevo nivel de conciencia

A usted como fumador creo que le interesa saber el riesgo que corre si perpetúa este hábito, por las consecuencias de la salud que esto acarrea. Pero quizá nuestro énfasis principal no sea sobre ese riesgo final que puede sufrir, sino la de resaltarle que dejando de fumar ahora, en un plazo corto de tiempo, usted ganará en algo realmente interesante de modo inmediato: *Calidad de vida personal* (olerá mejor, saboreará mejor, se fatigará menos, tendrá más fuerza y vitalidad para lo cotidiano, desaparecerá ese dolor de cabeza difuso que muchas veces hace presencia cuando se fuma en exceso, etc.).

Siempre se lo recordaremos: deje de fumar, no tanto por temor y miedo, sino para ganar esa *calidad* que le prometemos de inmediato. Pero como hemos dicho al principio del capítulo, en esta información tenemos que abordar el tema de salud sobre el tabaco, y por tanto tratar el tema de la enfermedad y la muerte...

> El tabaco contamina el interior del hombre y el entorno inmediato de sus semejantes, afectando a la salud.

Eso que se denomina moda americana, eso que estamos viendo que está sucediendo en los Estados Unidos, realmente opino que no es una moda, sino el inicio colectivo de una conciencia social sobre algo que afecta a muchas personas en cuanto a la salud.

En este tema, como venimos diciendo, hay un continuo flujo de contradicciones, de intereses, y el fumador no deja de ser una víctima de toda esta lucha, de todas esas tensiones...

Por un lado sufre una fuerte presión social por los no fumadores como consecuencia de la información que toda la población recibe sobre el modo de contaminación por el tabaco. Es decir, el tabaco contamina el interior del hombre y el entorno inmediato al fumador donde también está su semejante, posible no fumador, que no admite ser contaminado en ningún grado ni en ninguna de las maneras...

> Si las personas de su entorno están frecuentemente expuestas al humo de su tabaco, corren peligro de salud.

Quienes dan la información sobre estos asuntos son los medios de comunicación que continuamente se hacen eco de esa batalla entre políticos, profesionales de la salud y gente de la industria tabaquera.

A usted como fumador le llega esta lucha, le llega a través de la presión que ejercen quizá su vecino, su compañero de trabajo, su amigo, su pareja, su hijo, la televisión, el periódico...

Nosotros no tratamos de presionarle, sino de informarle. Este libro no trata de arrinconarle, sino de ayudarle a que tome una decisión, y si ésta es la de dejar de fumar, nosotros intentaremos con nuestros consejos apoyar ese cambio de actitud, ese intento de dejarlo, que a lo mejor es el tercero o el cuarto.

Si decide continuar con este hábito insano, le respetamos; únicamente repetirle que tenga presente que el humo del tabaco produce daños, y si las personas del entorno están expuestas continuamente a inhalar el humo que usted y el cigarrillo sueltan, también pueden llegar a ser afectadas de modo importante. Los demás tienen derecho a defender su intimidad si la ven en peligro. La libertad de cada

> Mi libertad como fumador termina donde comienza la de los demás.

cual termina donde la de la de los demás empieza, y en este caso es aconsejable que use los espacios destinados a los fumadores.

Estamos ante una nueva conciencia colectiva sobre el tema del tabaco basada en la información. Hace unos años no se sabía nada sobre este asunto y por tanto fumar era algo inocuo. Ahora se sabe que produce daño, no sólo al fumador sino al entorno, y por tanto se establece una nueva relación entre fumadores y no fumadores. Es lógica la presión social, aunque debe ejercerse dentro de un orden y un respeto mutuo.

Cada vez queda más claro que este nuevo nivel de conciencia social producirá su efecto para erradicar del planeta el hábito de fumar de modo colectivo y en masa.

Esto no vendrá probablemente como resultado de métodos, de campañas antitabaco promovidas por los Estados, o como resultado de leyes, etc. Seguramente será posible sólo gracias a las medidas preventivas que tengan que ver con la educación en las escuelas.

> Puede fumar o no fumar, pero no se puede negar que existen multitud de estudios en todo el mundo que indican que fumar afecta a la salud.

Cuando nuestros hijos sean educados para la no consumición del tabaco y se deje de ejercer sobre ellos la presión de la publicidad y otras presiones del propio medio (amigos y familiares fumadores) probablemente la epidemia más silenciosa y polémica que existe en la actualidad sobre los seres humanos desaparezca.

Los efectos del tabaco sobre la salud

Podemos tener la actitud que queramos al respecto de fumar o no fumar, pero eso no cambia que sobre los efectos del tabaco existan multitud de datos científicos referidos a los efectos que produce sobre el organismo.

Tomar conciencia real, objetiva, sobre la salud y el tabaco significa por parte del fumador tomar conciencia de lo que conlleva fumar, y justo en esa toma de conciencia es donde el fumador puede cambiar de actitud y comenzar el proceso de dejar de fumar.

Son multitud de estudios en todo el mundo los que indican que fumar afecta a la salud, y éstos son cada día más numerosos y precisos; no hay datos que contradigan sustancialmente lo que desde hace ya mucho tiempo se viene diciendo...

> El tabaquismo es una epidemia silenciosa que ha sido poco concienciada por la sociedad.

Fumar es, en todo el mundo, una de las causas más importantes que producen enfermedades y muertes evitables.

Si embargo, muchos autores piensan que nuestra sociedad nunca hasta ahora ha comenzado a tomar conciencia real de la epidemia que supone el hábito tabáquico y los efectos devastadores para la salud humana que supone fumar.

> Cambie su actitud, el tabaco no es inocuo.

Resulta curioso que este efecto maligno que se cobra millones de vidas, y que alguien compara con un avión Jumbo accidentándose y matando a todos sus pasajeros durante todos los días de un año, no afecte a la actitud de grandes masas de fumadores...

Hay epidemias para la salud que son inmediatamente concienciadas por la mayoría de las personas, tomándose todo tipo de medidas contra ellas. El tabaco, aunque es la materia más importante que causa enfermedad y muerte, no es concienciado o percibido por

> El tabaco es la materia más conocida causante de cáncer.

la sociedad con interés, aunque esto últimamente parece que va cambiando. Por eso llaman al tema tabáquico «la epidemia silenciosa».

Esta falta de conciencia es terrible y es por lo que en nuestro libro, aunque sea un canto al tema de la calidad de vida personal, realmente debemos analizar desde el punto de vista de la salud lo que significa fumar.

Deseamos que con ello usted comience a cambiar de actitud si es que sigue considerando el tabaco como inocuo, una costumbre más...

La ciencia de la salud indica en sus estudios estadísticos, cada vez con más validez y fiabilidad, que el tabaco es la materia que expone al ser humano al riego más grande de padecer cáncer, de caer enfermo en un hospital. Son muchas las materias que pueden incidir en desarrollar el cáncer. La materia que está médicamente más aislada como la que causa más directamente algún tipo de cáncer es precisamente el tabaco.

> En España se ha venido calculando que mueren al año unas 40.000 personas por causa directa del tabaco.

Para España se ha venido comentando desde hace algunos años que es causa de unas cuarenta mil muertes al año, más o menos. No sé qué opinará usted sobre esta cifra, pero, ¿no le parece realmente epidémica? ¿No le parece escandalosa? ¿No le parece tétrica?...

> El efecto de un cigarrillo se acumula tras otro cigarrillo, y eso es lo peligroso.

Es realmente una cifra para tomar medidas inmediatas. Pues, ¡no señor!, no existe realmente una conciencia profunda de este efecto desalentador achacado al tabaco.

Si localizamos cánceres determinados, como son los de pulmón, las estadísticas médicas dicen que más de un ochenta por ciento de ellos se deben al tabaco.

Y todo parece indicar que el tabaco se relaciona directamente con el cáncer de otros órganos además del pulmón, como son los de laringe, boca, faringe, esófago, vejiga urinaria, páncreas, muy expuestos a los efectos de las sustancias que contienen el tabaco...

> No deje para mañana lo que pueda hacer hoy.

No le queremos asustar, pretendemos que usted como fumador piense que estas estadísticas son reales. Que esos números son casos que podemos encontrar ahora en cualquier hospital oncológico y que son historias de fumadores que por causa de su hábito terminan en esas salas. Esto sin contar por ahora las enfermedades de tipo cardiovascular...

Esto se puede evitar; no se arriesgue a ser uno de ellos, una de esas personas enfermas o ya muertas. De algo hay que morir, es verdad, pero si podemos evitar el riesgo de acelerar ese destino humano de la vida y la muerte, mejor. Si podemos evitar la enfermedad por qué no hacerlo.

> Cambie de actitud hacia un DEJO DE FUMAR.

Jugar con el tabaco es jugar con el riesgo de enfermar en algún momento, aunque este riego sea a largo plazo.

Cuando usted fume piense que eso que hace afecta a la salud de su cuerpo y que en algún momento no muy lejano debe intentar dejarlo.

No deje para mañana lo que pueda hacer hoy, y considere que su salud se la juega usted cigarrillo tras cigarrillo. Éstos se acumulan, se acumulan sus efectos sobre el organismo y puede llegar un momento en que afecten a su sistema integral de salud. Por eso fumar hoy un solo cigarrillo es peligroso, es peligroso acumular sus efectos.

> Todo fumador ha pensado dejarlo en algún momento.

Su decisión de cambiar su actitud ante el tabaco debe ser profunda, real, convencido de que fumar un cigarrillo hoy y otro mañana acumula un efecto devastador para la salud. No es que ese cigarrillo que va a fumar ahora o dentro de un rato sea el detonante de una ruptura de su salud, pero sí considere que ese cigarrillo es dañino en una medida sigilosa, callada, acumulativa.

> Muchos fumadores dejan de serlo: usted puede ser uno de ellos.

Por eso, si está decidido a dejar de fumar, no deje de pensar ya para siempre que cualquier cantidad que fume es dañina para su salud. El *Código Europeo contra el Cáncer* dice en su primera recomendación preventiva:

> No fume en su medio laboral donde estén sus compañeros.

«No fume. Fumador: deje de fumar lo antes posible y no fume delante de otros.»

Y las cajetillas de cigarrillos nos dicen:

«Las autoridades sanitarias advierten que fumar perjudica seriamente la salud.»

Sin embargo, parece como si el hecho de fumar fuera algo inocuo, sin efecto real, silencioso, no peligroso aquí y ahora. Todo indica que mata y hace enfermar a las personas, con lo que eso tiene de trágico.

Cuarenta mil españoles lo padecen irremediablemente al año muriendo por su causa. No le resaltamos estos datos por morbosidad sino para que su cambio de actitud hacia dejar de fumar sea definitiva. Cuanto antes deje de fumar antes se recuperará su organismo y menor peligro correrá su salud. Es verdad que de algo hay que morir, es verdad que puede ser de cualquier manera; pero sabiendo a ciencia cierta que algo nos daña, ¿no es mejor evitarlo...?

No existe sobre el planeta ningún fumador que no tenga el propósito profundo de dejarlo en algún momento. Todos piensan dejarlo en algún instante preciso. Hoy es para usted quizá el día de comienzo para dejar de fumar a un plazo corto.

> El humo que el fumador inhala se llama corriente principal, y la que suelta el cigarrillo, corriente secundaria.

La ciencia de la salud indica a las claras que fumar entraña grandes riesgos para la salud.

No deje de fumar por la presión social, convénzase a usted mismo de que fumar es un peligro. Muchos fumadores dejan de fumar y usted tiene que ser uno de ellos.

Intente dejar de fumar y lo logrará aunque le cueste varios intentos, después debe trabajar para que esto sea ya una conquista personal para siempre.

Contaminación hacia dentro, contaminación hacia afuera

No es neutro fumar para uno mismo ni para los demás. No son un capricho las indicaciones científicas de que el tabaco contamina el medio ambiente próximo al fumador, poniendo en peligro la salud de los demás. Es verdad que el modo en que se exponga una persona no fumadora ante la fumadora, en términos de frecuencia de exposición al humo del tabaco, afectará más o menos al no fumador.

Fumadores y no fumadores debemos ser racionales. Si el no fumador está continuamente expuesto al humo del tabaco con una frecuencia alta, o con una frecuencia media o baja, no es justo que el organismo de ese no fumador corra peligro su salud, en el grado que sea, y aunque sólo fuera en una posibilidad.

> Es injusto que un niño inhale el humo del cigarrillo de los padres.

El no fumador no tiene por qué sufrir los efectos nocivos del tabaco. Se torna un problema muy serio cuando el no fumador debe convivir en un entorno permanentemente contaminado por el tabaco.

Esto sucede con mucha frecuencia en ambientes laborales. Yo he vivido tremendas discusiones en una sala de profesores permanentemente contagiada por fumadores muy contaminantes del ambiente frente a personas no fumadoras.

El no fumador se encuentra muchas veces en una situación de indefensión, cuando por razonas de trabajo tiene que estar obligatoriamente en un lugar donde el humo del tabaco es casi permanente.

Esta situación es injusta y todas las que se le parezcan lo son, porque el ambiente del humo del tabaco produce sobre la persona que lo inhala el mismo riesgo que si fumase, y mucho más peligroso cuando estas situaciones son permanentes. Llamemos las cosas por su nombre; sucede a veces que ese no fumador incordiante que va por la calle, al observar que una persona fuma, se acerca a ella sólo con el ánimo de llamarle la atención y montar bulla.

> La corriente secundaria es más peligrosa que la primaria.

Si el no fumador tiene un ambiente no contaminado por el tabaco de un modo asiduo, es hacer la puñeta cuando en una circunstancia pasajera y aleatoria inhala humo de tabaco y monta en cólera. Eso no hace daño...

Es injusto que un niño esté en casa continuamente respirando el humo del tabaco que fuma su mamá y/o su papá, por ejemplo. La exposición del no fumador al humo de tabaco de modo continuo o con cierta frecuencia es una injusticia. Mi libertad termina donde comienza la de los demás, volvemos a recordar.

> Fumar debe ser regulado con leyes.

A la persona que no fuma y está expuesta al humo del tabaco se le denomina fumador pasivo.

Existen estudios de la relación que hay entre enfermedad y muerte y fumadores pasivos. Es una injusticia que alguien pudiera enfermar por algo que no hace, por algo que no elige...

Se dice técnicamente que en el cigarrillo tenemos dos corrientes de humo. Cuando el fumador inhala al absorber, al humo que a traviesa el cigarrillo y llega hasta la boca del fumador se le denomina corriente principal, y existe otra corriente denominada secundaria que es ese humillo que suelta el cigarro al realizar el fumador esa absorción primaria y que va al ambiente.

Usted tiene ya fuertes razones para dejar de fumar.

Ese humo secundario que se vierte al medio ambiente es, según los especialistas, mucho más peligroso aún para la salud humana que ese otro que va directamente a través del cigarro al organismo del fumador.

¿Y cómo se sabe esto? Pues se ha analizado la composición química de ambas corrientes de humo, y parece que es la corriente de humo que se vierte al medio ambiente la que más elementos contaminantes tiene en porcentajes, más que la corriente que llega directamente al organismo del fumador.

Para la Organización Mundial de la Salud (OMS) el tabaco es una droga que genera dependencia.

Se sabe que el cigarrillo en la corriente secundaria lleva más nicotina, en una cantidad del triple que la corriente, que llega al organismo del fumador; también el alquitrán es tres veces mayor, y hasta cinco veces superior el vertido del CO...

Esto nos hace concluir que el fumador debe un gran respeto a los no fumadores, y que debe admitir con sincera honradez que socialmente el fumar sea algo que se regule en espacios y lugares privados y públicos, que se separe a las personas en fumadoras y no fumadoras cuando fumar afecta a la salud.

Este es el motivo por el que socialmente se debe penalizar el fumar, y también la causa de que en la actualidad el fumador sienta una cierta presión persecutoria hacia su hábito.

Usted ya tiene otro motivo para dejar de fumar, no sólo está jugando con su salud sino que puede afectar a la gente más próxima de su entorno cuando usted no controla sus emisiones de humo secundario en ambientes sociales, familiares o laborales.

> Cuando fuma usted introduce en su cuerpo 10.000 compuestos de sustancias químicas, muchos de ellos dañinos para la salud.

Dejar de fumar es un tema también medioambiental, fumar contamina hacia dentro y hacia fuera...

¿Sabemos lo que fumamos...?

Existe una anécdota literaria que habla de unos extraterrestres que al llegar a la Tierra y observar a los terrícolas con unos cilindros que expedían humo (corriente secundaria) pensaron que aquellos objetos humeantes enriquecían la atmósfera alrededor de los humanos, o hacían que el medio ambiente fuera soportable para la vida. Quedaron realmente sorprendidos cuando supieron lo que era aquello y cómo afectaba a la salud de los terrícolas, ¡y no es para menos...!

El fumador ve humo alrededor de sí, siente el humo que le atraviesa la garganta y se posa en los pulmones, aliviándose de una necesidad artificialmente creada. Ese humo no es solamente blanco ni inocente, como los anillos que hace un fumador con el aro de sus labios. El humo tiene una composición química, el tabaco también. Antes y después de la combustión se producen unas sustancias y unos efectos que el fumador debe conocer...

> Las sustancias que componen el humo del tabaco afectan de modo concreto a su cuerpo.

Fumar no puede ser una conducta inconsciente, debemos saber lo que hacemos y aceptar sus consecuencias. Por eso estamos animados a explicarle brevemente qué es la materia de la muerte: el tabaco. Y qué sucede cuando es introducida en el organismo humano...

No podemos esconder nuestra cabeza ante el problema, la más grande organización mundial para la salud nos lo dijo por primera vez en el año 1974. No es un juego, ni esta institución mundial es alguien anodino que habla de la salud en términos de moda.

> El monóxido de carbono (CO) es un gas venenoso.

Fue precisamente la OMS quien aceptó que el tabaco es una droga que genera dependencia.

El humo del tabaco inhalado no es un humo inocente, no solamente es blanco, no solamente nos calma de nuestra necesidad de fumar.

Cuando usted como fumador inhala ese humo introduce en su organismo cerca de diez mil compuestos de sustancias químicas. La ciencia ha logrado descifrar solamente un treinta y tantos por ciento de los compuestos, y un setenta por ciento de ellos son totalmente desconocidos. Este es el riesgo real que usted corre al inhalar el humo...

Se están aislando esos compuestos y se estudia cómo afectan a la estabilidad orgánica general de la persona fumadora. El tabaco genera monóxido de carbono, posee nicotina, alquitranes, vapor de agua, aerosoles, metales, fenoles, hidrocarburos, genera ácido cianhídrico, que es un gas venenoso; también genera arsénico. De esos diez mil compuestos se conocen aproximadamente tres mil.

> También el tabaco le afecta de manera negativa y de forma inmediata.

Se empiezan a conocer aquellas sustancias que pueden producir cáncer. Una de ellas se denomina como Benzo-A-Pireno, que afecta al organismo a lo largo del tiempo alterando el equilibrio celular y produciendo células cancerosas o cancerígenas.

Sepa usted como fumador que el CO, llamado monóxido de carbono, es un gas que de alguna manera intoxica al organismo. Usted inhala este gas al fumar de manera desproporcionada a lo habitual.

¿Qué hace este gas en su organismo? Desplaza al oxígeno de su cuerpo, lo cual asfixia a los tejidos, hace más difícil el mecanismo natural orgánico del transporte del oxígeno a los

> El fumador depende de tres factores que mantienen su hábito:
> 1. Orgánicos.
> 2. Psicológicos.
> 3. Sociales

tejidos y al cerebro, que es un órgano basado en la oxigenación. No se extrañe que a la larga se sienta pesado cuando fuma mucho, con dolor de cabeza o malestar general.

Usted está presionando a su organismo a funcionar de modo extraordinario. Y usted pierde calidad de vida.

También afecta a su rendimiento intelectual, le abotarga, le hace ser poco efectivo.

En la boca, el humo llega a alterar las reacciones de las papilas gustativas, y el olfato también queda afectado.

Por todo esto usted puede pensar que el tabaco al entrar en su organismo a corto plazo genera en usted una pérdida real e inmediata de calidad de vida personal. No gusta como debiera, no olfatea con su máxima capacidad, es más propenso a pequeñas molestias y enfermedades leves, frecuentes.

Y lo peor de todo es que, poco a poco, la materia de esos cigarrillos presentes en su medio celular puede el día menos pensado darle un susto en forma de cáncer, por ejemplo, con terribles consecuencias de enfermedad y muerte.

> La NICOTINA es la base fundamental de la dependencia física.

También produce el tabaco el 25 por 100 de las muertes debidas a enfermedades cardiovasculares. De algo hay que morir, pero, si se puede evitar una causa conocida, a eso le llamamos prevenir.

Le recomendamos que vaya poco a poco considerando seriamente la actitud de dejar de fumar, por muchas razones relacionadas con su efecto hacia usted mismo y por supuesto cuando afecta a los demás con mucha más razón de respeto para no contaminar el medio ambiente ajeno... Ahora sí comprendo por qué esos extraterrestres quedaron anonadados ante aquella conducta humana...

> Mantener el nivel de nicotina en sangre produce el deseo físico por fumar.

¿Por qué el fumador depende del tabaco?

Fumar no es un tema puramente físico, sino que el fumador se vuelve dependiente por causas y factores de refuerzo psicológico y social.

El fumar tiene tres lados de un triángulo equilátero. Un lado consiste en la perspectiva corporal, otro de los lados se forma en los aspectos psicológicos y el tercero lo encuadran los aspectos sociales.

El fumador es dependiente del tabaco por causa de la relación y la combinación de estos tres factores. Dependiendo de cada fumador, toma mayor importancia, en su dependencia del tabaco, una de estas tres dimensiones, dos de ellas o los tres factores a la vez.

Dejar de fumar, pues, es un proceso que se aprende y debe tener presente esta realidad social, psicológica y corporal.

La dependencia corporal y el consumo de tabaco

Le hemos descrito muy brevemente, antes, que el cigarrillo es una materia orgánica (una planta) que es consumida por el organismo humano en su combustión, generalmente. Antes era frecuentemente consumida por masticación, etc.

De cualquiera de las maneras que se pueda consumir, el tabaco aporta al cuerpo una sustancia llamada *nicotina* que es la base fundamental de la dependencia orgánica al tabaco.

La nicotina en sangre debe permanecer estable para cada organismo en una cantidad determinada, que es la base de la dependencia al tabaco, ya que el organismo humano tolera una cantidad que tiende a estacionarse e incluso con el tiempo incrementa el nivel de nicotina en sangre.

Esta mecánica orgánica o fisiológica es lo que provoca el deseo del fumador por fumar. Su cuerpo le pide regular su nivel de nicotina consumiendo tabaco.

> La nicotina altera el equilibrio natural del cuerpo. Nos hace perder calidad de vida orgánica, de manera inmediata.

Esa manera de hablar que tienen los organismos es generalizable a muchas sustancias bioquímicas. Pensemos en alguien que tenga carencias de vitamina C, por ejemplo, pues es fácil que su atención general pueda dirigirse al gusto por consumir naranjas.

El cuerpo habla con un deseo difuso por lograr el aporte de sustancias que le son habituales. El tabaco es adictivo porque la nicotina llega a hacerse imprescindible al organismo humano y tiende a formar parte de su naturaleza.

> La nicotina logra llegar en poco tiempo a todas las partes del organismo.

La nicotina pasa a la sangre en unos minutos después de ser inhalada y se combina con el plasma de la sangre y a través de ella pasa a todas las partes del cuerpo. La nicotina presente en todos los aparatos y sistemas orgánicos afecta a todo el cuerpo de modo directo.

Se incrementa el ritmo cardiaco y respiratorio. Cada cigarrillo normal aporta al organismo entre 1,3 y 1,9 miligramos de nicotina. La nicotina en sangre en una medida no ajustada puede llegar a producir directamente hasta la muerte humana inmediata por parada respiratoria.

Según la obra *Fumar Stop*, fumar produce:

* Taquicardias y dilataciones de los vasos corona-
  rios.
* Vasontricciones.
* Aumento de la
  tensión arterial.

La nicotina excita y relaja el sistema nervioso humano.

* Disminución del riego sanguíneo.
* Aumento de la descarga de adrenalina, pudiendo producir:

  — Dolores de cabeza.
  — Temblores.
  — Mareos.
  — Náuseas.
  — Vómitos.
  — Respiración acelerada.
  — Convulsiones.

* Afectación a las secreciones gástricas.
* Favorece la aparición de úlceras.
* Tiene efectos antidiuréticos.
* Afecta negativamente al apetito.

Por eso dejar de fumar no tanto se debe poner en relación al temor a la muerte y la enfermedad cara al futuro, sino que el tabaco nos hace perder calidad de vida por sus efectos inmediatos, algunos ya descritos anteriormente.

Uno de los sistemas más curiosamente afectados es el sistema nervioso, que mantiene la influencia de la nicotina hasta dos horas, pasadas las cuales hay una tendencia a pedir más absorción para seguir estando estimulado. La nicotina afecta al sistema nervioso del fumador de dos maneras, produciendo sedación-relajación y también excitando al sistema nervioso.

En 72 horas usted puede eliminar toda la nicotina de su cuerpo.

La mente queda también influenciada directamente por la necesidad del aporte nicotínico al cuerpo. Muchos fumadores que están sin fumar durante un tiempo son capaces de transformar esa necesidad de fumar en actividad mental nocturna. Sueñan que fuman de las más diversas maneras. Esto es así por la tensión psíquica que produce la carencia, solamente durante los primeros momentos, y puede no darse en absoluto.

La nicotina produce daños a largo plazo, y las sustancias que acompañan el aporte de nicotina, como ya hemos tenido ocasión de ver, llegan en algunos casos a romper la calidad de vida normal del fumador, y otras a la larga producen riesgo de padecer enfermedades o provocar la muerte generalmente por cáncer o enfermedades cardiovasculares...

Cuando deje de fumar beba mucha agua.

Pero realmente, aunque la nicotina es la base de la mecánica de dependencia física al tabaco, ésta no es la parte total de esa dependencia, como ya hemos tenido ocasión de exponer. Incluso podríamos decir que dentro de esos tres lados del triángulo la nicotina podría no ser el factor fundamental; quizá en muchos casos lo peor es la dependencia psicológica y social que el fumador puede incluso, sin saberlo, mantener con el tabaco.

Piense usted que la desintoxicación física a la nicotina se realiza aproximadamente en unas 72 horas. El organismo queda limpio de esta sustancia en ese tiempo al no consumirla. Lo demás pertenece a la dependencia psicológica y social del fumador.

Nos llama la atención que pongamos tanto énfasis en este factor físico cuando tendemos a dejar de fumar, por creer que fumar es fundamentalmente orgánico, cuando los factores de riesgo mayores pueden estar en las otras dimensiones: psicológica y social. Incluso podríamos decir que la tan famosa recaída del fumador es básicamente consecuencia de la imprevisión psicológica de muchos ex fumadores.

> La nicotina es parte de un mal más amplio causado por el tabaco.

A usted como fumador le queremos decir que tenga en cuenta a la hora de dejar de fumar que su hábito se relaciona mucho con su personalidad, sus costumbres y otros factores, que a la hora de dejar de fumar debe controlar.

La nicotina produce dependencia física y su consumo a lo largo del tiempo hace que el organismo del fumador regule los niveles de nicotina en sangre, tendiendo a mantener un nivel constante. Esta mecánica fisiológica básica se va sumando a multitud de con-

> La dependencia más importante es la psicológica y social.

31

textos sociales donde el tabaco está disponible para el consumo humano, lo cual hace que se establezca una dependencia psicológica muy fuerte, unida a diversos contextos sociales.

Si usted dejase de fumar totalmente su cuerpo se desintoxicaría de la nicotina en tres días, desapareciendo ésta totalmente del organismo.

Le recomendamos que beba mucha agua para favorecer este proceso, pues la nicotina se deposita en la orina, siendo muy hidrosoluble, por lo que su eliminación es rápida...

> Fumar cigarrillos bajos en nicotina puede llevarle a fumar más cantidad de ellos.

Lo que a usted le va a quedar más firme es la dependencia psicológica al tabaco, lo que es orgánico desaparece con relativa facilidad. Cuanto antes deje de fumar antes se pondrá nuevamente en forma...

La calada

Con este título queremos decirle como consumidor de tabaco que la absorción del mismo mediante caladas tiene, según sea la personalidad y el grado de dependencia, diversidad de formas y mecanismos que hacen que sea mejor o peor para la salud.

El modo físico de consumir el tabaco, dentro de lo pernicioso que es fumar, tiene mayor o menor consecuencia a efectos del influjo que el tabaco realiza sobre el organismo.

O sea que, según el modo en que dé caladas a sus cigarrillos, esto será mejor o peor para su salud.

Puesto que estamos en un método contra el tabaco, en su primera fase tratamos de informarle sobre lo que es esta materia orgánica; ahora le diremos para su información que lo mejor es no fumar. Pero si a través de pequeños intentos aproximativos se acerca más hacia el cambio de actitud para dejar de fumar, esto será positivo. En otro caso usted está poniendo pequeños parches que finalmente no son sino trampas psicológicas.

> El modo en que usted consume un cigarrillo refleja su dependencia al tabaco y su manera de ser.

Lo que vamos a exponer a continuación es muy relativo. Si por su dependencia al tabaco tiene consumir una serie de cigarrillos para lograr su nivel de nicotina en sangre y por ejemplo lo hace con cigarrillos bajos en nicotina, su organismo le pedirá más consumo de tabaco de este tipo.

Tenga en cuenta estas cosas a la hora de cambiar de marca de tabaco o de la misma marca con otras propiedades. Quizá ese tabaco sea más caro y al consumir más los grandes beneficiarios de su actitud lleven a las empresas tabaqueras a una mayor ganancia por su dependencia.

> Si emplea como apoyo para dejar de fumar cigarros bajos en nicotina, controle la tasa de su consumo.

Con respecto al modo en que usted fuma, modificar la manera de fumar puede ayudarle a que esta materia orgánica le afecte menos, pero tenga en cuenta el peligro que corre si hace esto y consume más tabaco. Analicemos cómo debemos hacerlo...

Si comienza con una actitud positiva hacia dejar de fumar, y se aproxima al tema de dejarlo, puede ir haciendo cosas concretas para que fumar sea para usted menos peligroso, hasta que llegue ese gran momento de dejar de fumar.

Entre los consejos más frecuentes que se suelen dar están los de:

— No dar caladas profundas.
— No apurar demasiado el cigarrillo.
— Fumar más espaciadamente.

Imaginemos que aprende a no dar caladas profundas a los cigarrillos y los apura no demasiado, pero al final contabiliza un mayor consumo de cigarrillos al día. Usted está en el mismo caso que contábamos antes con el tema de los cigarrillos bajos en nicotina, y esto afecta a su salud de manera negativa. El factor fumar más espaciadamente se hace imprescindible en estos casos. Implica que debe controlar el número de cigarrillos fumados que no deben sobrepasar la tasa que usted fuma normalmente. Justo en este punto usted baja el consumo de las sustancias tóxicas que tiene la materia de la muerte.

Pero todas estas cosas son realmente marear la perdiz, ya que ese mecanismo básico del que hablábamos hace

> Una absorción profunda de humo cala en el cuerpo en un 90 %, llegando directamente a más aparatos y órganos.

> Fume sin absorciones profundas.

un rato por el que el organismo pide un nivel de nicotina en sangre va a ser base de tensión y necesidad tanto física como psicológica.

Nosotros predicamos que el fumador tienda a dejar el tabaco de modo definitivo en algún mo-

> Fumar es una conducta que se refuerza por mil actos personales.

mento del proceso de dejar de fumar, pues esos mecanismos de reducción gradual del consumo de nicotina son peligrosos en el sentido de que uno puede finalmente llegar a consumir más cigarrillos y por supuesto generar unas tensiones innecesarias a la hora de dejar de fumar.

> Dejar de fumar es quizá difícil por causa de quedar esta conducta fuertemente unida a la personalidad del fumador.

Si a usted le va bien esa reducción gradual de consumo de cigarrillos, adelante, pero ya sabe los peligros que entraña. Aquí se nos empieza a plantear la cuestión de si dejar de fumar de modo drástico o gradual. Usted es el que debe, según sus necesidades y su personalidad, decidir un camino u otro...

> Dejar de fumar es posible si usted verdaderamente lo quiere.

Si usted es de esos fumadores que al fumar dan hondas caladas al cigarrillo sepa que ese humo llega con más profundidad a través de la boca, nariz y faringe hasta los bronquios, esófago y estómago, y la nicotina es absorbida por el cuerpo en un 90 por 100.

Esto suelen hacerlo los fumadores muy dependientes o grandes fumadores, y esta conducta se localiza después de un tiempo prolongado de abstinencia. Observe cómo los fumadores, al salir, por ejemplo, de un local donde no han podido fumar, en su primer cigarrillo hacen absorciones profundas del humo. Esto era muy frecuente verlo en los descansos de los cines.

Muchos fumadores cuando se habla de dejar de fumar se reafirman en sus hábitos porque lo toman como un ataque a su persona.

Si usted lograse fumar inhalando el humo con menor intensidad de absorción en cada calada reduciría esa absorción del 90 por 100 seguramente a un 10 por 100 y la profundidad sería también menor a nivel de órganos...

La norma que se establece es muy sencilla: fume inhalando lo menos que pueda el humo del cigarro, pero sepa que se va a enfrentar con esa necesidad que el fumador tiene de mantener un nivel de nicotina en sangre, y si no controla su tasa de consumo de tabaco diario tenderá a fumar más cigarrillos y por tanto el consejo que le damos es inútil. Es algo muy parecido al tema de los cigarrillos

En la conducta de fumar se proyectan las carencias de la personalidad, el cigarrillo se torna una muleta, y por eso es difícil dejar de fumar.

bajos en nicotina si lo que hace es consumir más de ellos, que sería la tendencia natural. Ninguna terapia de tipo físico, parches, pipas, cigarrillos bajos en nicotina es terapia efectiva si usted no la controla con otros apoyos y bajo un método guiado.

La dependencia psicológica y el consumo de tabaco

Son nuestra voluntad y nuestra actitud las que nos hacen actuar, las que nos hacen ser como somos. Si el hombre se mantiene sobre algo es porque quiere y lo desea. Es posible dejar de fumar. Millones de personas lo logran. Existe una dependencia psicológica al consumo del tabaco. Es posible aprender a dejar de fumar.

Hasta ahora hemos hablado de la dependencia física a consumir tabaco, ahora vamos a tratar de analizar cómo puede ser esa otra parte del triángulo que alude a la dependencia psicológica.

> Justo en el momento en que usted dice «voy a dejar de fumar» está comenzando a dejarlo.

Fumar es una conducta que se refuerza por mil actos personales. Frecuentemente el fumador hace de esa conducta algo que completa la propia manera de ser. A veces nos cuesta pensar cómo se actuaría sin fumar.

El cigarro queda unido a nosotros como una costumbre familiar, sumándose a mil detalles, a mil contextos. Igual que el modo de vestir, la costumbre de comer o beber, fumar también forma parte de nosotros

> ¡Cuidado con las trampas psicológicas!

mismos. Por eso es difícil dejar de fumar, quizá el cigarro queda unido a la personalidad del fumador formando parte de él mismo.

El cigarrillo es un apoyo en los momentos de estrés, acompaña en las alegrías y también en las tristezas. A la hora de levantarse o de acostarse, durante una conversación amigable o en los momentos de furia personal. Simplemente puede ser el dulce acompañante en los mil detalles de la vida diaria. Por eso, quizá sea difícil dejar de fumar, porque se torna una muleta eficaz y sutil, de la que no es fácil prescindir. Todos estos efectos hacen del tabaco, junto al nivel de dependencia orgánica a la nicotina, un hábito complicado de tratar. He visto a fumadores defendiendo su hábito a capa y espada, y si se ha hablado del tema los fumadores convencidos se ratifican en su conducta tabáquica con mil argumentos y una conducta a la defensiva... Y es porque fumar llega a manifestarse como algo inherente a la persona. Fumar llega a ser parte de uno mismo, y esto no deja de constituir algo singular desde el punto de vista psicológico.

Fumar, beber o comer pueden llegar a ser complejos hábitos, o conductas donde se proyecta la propia personalidad, quizá sus deficiencias y conflictos, las ansiedades y las carencias, la angustia y el estrés.

Si el tabaco puede llegar a formar parte de tal panacea psicológica quiere decir que dejar este hábito puede ser harto complicado.

> Sea claro con usted mismo y no se deje engañar con sus propias excusas, y menos en el tema del tabaco.

> Dejar de fumar no debe ser simplemente eso, pues se acrecienta el peligro de la recaída.

> Recaer nuevamente en el tabaco supone el peligro de fumar incluso más y peligra en volver a dejarlo con más dificultad.

Sin embargo, el fumador convencido, que cambia su actitud a un «querer» dejar de fumar, puede lograrlo. Cambiar de actitud, de un «no quiero» dejar de fumar a un «sí quiero» dejar de fumar, está en la base de la ruptura psicológica para dejar de fumar, y este paso quizá sea el más difícil de todos.

Justo en el momento en que usted cambie de actitud está iniciando el proceso de dejar de fumar. No importa si definitivamente lo logra en su primer intento, o en el segundo o en el tercero...

Justo en el momento en que esté convencido de que hay que dejarlo y ponga los medios para conseguirlo es

PARA DEJAR DE FUMAR:
1.º   Desee dejar de fumar.
2.º   Cárguese de motivación.

cuando usted ha comenzado a dejar de fumar, ha establecido la ruptura psicológica con el tabaco; lo demás es organización y fuerza de voluntad, un proceso de aprender a resistir las tentaciones y una decidida voluntad a no recaer en el hábito.

Una vez que usted ha cambiado de actitud entrando en el territorio de «querer», el siguiente acto psicológico es llenarse de motivaciones para dejar de fumar, para mantenerse en esa actitud y para no volver a recaer, a ser posible nunca más.

Lo malo de la alta dependencia del tabaco está en que, a lo largo de

Si fuma poco, su hábito nunca irá a menos sino a más.

ese tiempo en que hemos fumado, esta conducta se ha relacionado y se relaciona íntimamente con nuestra vida diaria; fumar llega a formar parte de nuestras costumbres. Y esto es lo que dificulta muchísimo desde el orden psicológico dejar de fumar. Dejar de hacerlo supone vaciar, eliminar de nuestras vidas este vínculo entre tabaco y costumbre. Precisamente esta vinculación entre vida diaria y fumar es lo que hace que el fumador se resista hasta la saciedad por dejar de fumar y se tienda continuas trampas mentales para dejarlo.

Los fumadores están continuamente tendiendo hacia sí mismos multitud de trampas psicológicas para no dejar de fumar. Se buscan continuas excusas que justifican ante el hábito. En este sentido le aconsejamos que tenga usted las cosas claras, sea rotundo en lo que desea y quiere; no sea ambivalente y sea sincero consigo mismo. Si quiere fumar: ¡fume!, pero no se tienda a usted mismo trampas psicológicas.

> Le rogamos que no sea persistente en su actitud y entre en el universo del análisis y la reflexión.

> Despierte su conciencia hacia todo lo que hace cuando fuma.

Nadie puede decir: «No puedo dejar de fumar.» Dejar de fumar es posible si uno realmente lo quiere y desea. Si la persona después se prepara para intentarlo y realmente lo intenta hasta conseguirlo, dejar de fumar es posible y es posible hacerlo con éxito.

La motivación para dejar de fumar

Dejar de fumar nunca debe ser un acto que realizamos a lo loco, rápido, de inmediato, para demostrarnos a nosotros mismos y a los demás que eso de la dependencia no va con nosotros. Si dejar de fumar lo hace como acto irreflexivo y automático, corre el riesgo de volver a fumar de la misma manera que lo dejó, con la agravante de que puede incrementar ahora su consumo de tabaco mucho más. Las recaídas suelen producirse en fumadores poco cuidadosos y muy irreflexivos con esta conducta.

Deje de fumar sabiendo lo que hace, previniendo el futuro, controlando su comportamiento. Esto está demostrado que produce una mayor efectividad a la hora de dejar de fumar y previene contra la recaída. Mantenerse ya sin fumar el resto de nuestra vida es un reto fácil de lograr si nos preparamos para ello, y debe ser un objetivo psicológico

> El refuerzo social mantiene en el fumador una dependencia nada despreciable frente a lo psicológico y orgánico.

muy importante para la persona que deja de fumar. Sin embargo, le aconsejamos que vaya por partes, reflexivamente, trabajándose poco a poco este logro. Por eso, primero le pedimos que desee dejar de fumar y después se cargue de motivación para dejarlo.

Desde el punto de vista psicológico estos dos actos son realmente esenciales. Estos pasos que estamos ya definiendo como previos a dejar de fumar son realmente diferenciales según el tipo de fumador que sea usted. La motivación para dejar de fumar va a depender psicológicamente de muchos factores: la cantidad que fume, el tiempo que lleve fumado, etc.

Para los fumadores que dicen fumar poco convendría recordarles que este hábito no va por sí mismo a menos sino que cada vez se afinca más y este es un riesgo que debe evitar.

Para los fumadores que fuman muchos cigarrillos y llevan ya mucho tiempo haciéndolo su cuestión es quizá un tema de trabajo personal y tener una alta motivación por dejar de fumar. No se desilusione si ya lo intentó otras veces, ahora puede hacerlo de otra manera y quizá ésta sea la forma definitiva de dejar de fumar.

La efectividad de dejar de fumar depende como hemos dicho de muchos factores. Lo tendrá más fácil un fumador que tiene mucha motivación por dejar de fumar y una dependencia baja. Y le animamos a que elimine este peligro para su salud.

> Se empieza a fumar por causas psicológicas y sociales, y luego, cuando se es fumador habitual, prevalece la dependencia orgánica por causa de la nicotina.

Lo tendrán un poco más difícil aquellos fumadores que teniendo alta motivación por dejarlo poseen una alta dependencia. Sin embargo, ellos están bajo esa estela del querer y es el mejor camino para retirarse del tabaco.

El grupo de fumadores más complicados son aquellos que tienen poca motivación por dejar de fumar y alta dependencia. Lo peor de este grupo, sea cual sea la dependencia del fumador, consiste en que poseen una baja motivación. Y si cae un libro como el nuestro en sus manos desde luego esperamos que ese factor desmotivación cambie en ellos o será muy difícil que dejen de hacerlo.

Si no existe el deseo de hacer algo resultará imposible dejar este hábito. Hay fumadores que incluso se reafirman en su propia conducta. Nuestro libro va destinado a aquellos fumadores que entran dentro de la órbita de querer dejar de fumar. Esos otros entrarían dentro de los grupos de fumadores para la práctica clínica.

Dejar de fumar y el pensamiento del fumador

Fumar es un hábito que usted adquirió por aprendizaje; es decir, su conducta de fumar está reforzada, como más adelante veremos por multitud de situaciones personales. Pero fumar no solamente está reforzado por aspectos externos a usted mismo, se relaciona con su modo de pensar y sentir. Es decir, que si tomase conciencia con su pensamiento de todas las cosas

> Los adolescentes son siempre la gran esperanza económica de la industria tabaquera.

que rodean al tabaco y están funcionando con su personalidad, dejaría antes y de una forma más consciente de fumar. Le sería más fácil retirarse del tabaco.

De aquí que nuestra obra sea fundamentalmente reflexiva y crítica, porque en el fondo lo que intentamos es despertar su conciencia hacia todas las cosas que le rodean y están con su hábito de fumar. A lo largo de la obra observará muchas propuestas de reflexión para que las pueda tomar como suyas y a través de ellas fortalecer la clave fundamental del éxito para dejar de fumar y mantenerse en esa postura. Esa clave se llama *actitud hacia el tabaco*.

Sólo es posible generar una actitud adecuada en este tema si su mente es entrenada por usted mismo, y esto es posible a través de su pensamiento y de su reflexión. Lo que aquí le ofrecemos son principalmente pautas, una guía, una orientación en forma de reflexión personal...

La dependencia social y el consumo de tabaco

La causa principal por la que las personas fuman se debe fundamentalmente a modelos sociales, y el mantenimiento muchas veces está asociado a multitud de contextos de refuerzo social. Eso lo saben muy bien los fumadores. Se fuma para trabajar mejor, se fuma para relacionarse socialmente, se fuma por motivos profesionales...

El refuerzo social por el cigarrillo es enorme. El cigarrillo es el objeto sobre el cual el fumador, unas veces de manera consciente y otras inconsciente, es capaz de verter una gran cantidad de cuestiones personales, lo cual es una especie de trampa que justifica el hecho de fumar y por supuesto lo mantiene. Este sería el tercer lado del triángulo de refuerzo de la conducta del tabaco.

> Le hemos recordado que se empieza a fumar por causas sociales y psicológicas, y que estos factores siguen actuando en su hábito de fumar.

Recuerde que el primario es el refuerzo debido a contextos orgánicos; luego vimos el contexto psicológico, los motivos personales, y ahora vamos a tratar de ver los contextos de refuerzo social.

¿Recuerda cuándo empezó a fumar?

El consumo de tabaco en un porcentaje elavadísimo de fumadores se inicia alrededor de los 12 o 13 años, al comienzo de la adolescencia. Este es un dato que se mantiene estadísticamente casi desde siempre.

Es curioso que en el estudio de población se comprueba para fechas recientes, que son las adolescentes las que más se incorporan al mundo del tabaco frente a los adolescentes varones.

Muchos fumadores se identificarían con los procesos por los cuales ellos en la actualidad fuman o fumaron. ¿Por qué es esto...? El inicio del consumo del tabaco a tan tempranas edades se debe fundamentalmente a contextos y causas sociales, se relaciona también con la psicología del adolescente, y no se observa en absoluto que el tabaco sea nada atractivo en su inicio por tendencia orgánica, todo lo contrario.

Es curioso cómo al final el factor más alejado, la apetencia física de fumar, se transforma finalmente en los fumadores empedernidos en una de las causas principales del consumo del tabaco, quedando en segundo orden los factores sociales y psicológicos. Este es el camino que se sigue también con cualquier otra sustancia que produzca dependencia.

> Si usted tiene que hacer un acto social y necesita darse ánimo, es fácil que se fume un cigarrillo. Si esto sucede muchas veces, fumará más; su personalidad, a lo mejor introvertida, hace que usted fume más en contextos de extraversión...

No es malo que el fumador recuerde cómo empezó a fumar, principalmente para reconocer en la actualidad los factores sociales que pudieran seguir reforzando su conducta.

La adolescencia está calificada como una etapa de rebeldía social y es también cuando la persona comienza a asomarse al mundo social, comienza a participar del mundo de los adultos de una manera más autónoma. Justo en este punto es donde el tabaco hace acto de presencia.

> Al dejar de fumar debe controlar: lo psicológico, lo social y lo orgánico, o correrá el peligro de no dejarlo jamás...

Se ha demostrado en multitud de estudios que los adolescentes fuman no tanto por referencia a modelos sociales (padres y madres fumadores...) como por referencia a los iguales. Los adolescentes fuman porque también lo hacen sus amigos. Es la presión del grupo lo que frecuentemente lleva al adolescente a fumar...

Basta que eche una mirada hacia su pasado para que muy probablemente reconozca el tema sobre el que hablamos.

Otro modelo de referencia por lo que el fumador se inicia en el hábito de fumar se debe a la presión de la propaganda. Es verdad que esto legalmente intenta ser controlado, pero las empresas tabaqueras son capaces de inventar mil recursos para llegar a la adolescencia y a los jóvenes en general, que es la población más propensa a iniciarse en este hábito.

Las empresas tabaqueras saben que los adolescentes y los jóvenes se mueven por imitación de modelos. Por eso emplean en su propaganda camuflada: jóvenes deportistas, la belleza, la energía de la juventud, el gusto por las actividades de grupo, etc., para así atraerlos hacia el consumo del tabaco.

Cómo nos iniciamos en la conducta de fumar

Se comienza a fumar al observar que los adultos fuman. Los niños pueden advertir que los adolescentes y los mayores fuman. No hay nada más natural para el ser humano que aprender imitando. Todo aquello que los mayores hacen es objeto de mucho interés para los niños. Quizá por eso el juego exista como una forma esencial para aprender el mundo de los adultos. Todo esto puede abrir, no ya en la adolescencia sino en la niñez, una curiosidad hacia la experiencia de fumar, que es precisamente en la adolescencia donde realmente se comienza a consumir como acto. A esto se le denomina aprendizaje vicario.

> UNA NORMA:
> ¡Haga de fumar un acto que no sea un placer!

Es en los colegios más que en el contexto familiar donde el acto de fumar se lleva a cabo con mayor evidencia. El encuentro con adolescentes que fuman mueve a otros adolescentes a hacerlo. Es un acto de autoafirmación.

> Dejar de fumar le obliga a cambiar de hábitos.

El consumo del tabaco es reforzado por la propaganda; se les dice a estos jóvenes que fumen, que eso está de moda, es bueno, está lleno de personalidad, de energía, de sociabilidad. Es el engaño de la propaganda. Y así comienza la historia del fumador en el contexto social...

Los refuerzos sociales del fumador

Quizá su historia de fumador comenzó de la manera en que se la hemos descrito, quizá fuera de otra manera, pero el contexto social en los inicios de la conducta es realmente determinante.

Le hemos hecho esta descripción para recordarle que fumar se mantiene gracias a fuerzas externas a nosotros mismos, y que estas fuerzas deben ser reconocidas por el fumador para dominarlas. Ahora vamos a profundizar un poco más en los refuerzos de tipo social que nos mantienen como fumadores.

El cigarrillo es una muletilla para muchos fumadores, y dependiendo de la propia personalidad se usa ésta para contextos sociales. Piense en una persona que necesita hacerse más extravertida en un contexto social; para el inicio de un acto social extravertido, pongamos por caso, es fácil que acompañe su conducta con un cigarrillo. El cigarrillo prepara, con un nivel de excitación orgánica, ese esfuerzo social.

Sobre el cigarrillo el fumador proyecta muchas veces sus ansiedades liberándose de ellas.

Podríamos poner otro ejemplo, el fumador que para ser más conversador con sus amigos usa en esos contextos del tabaco, fuma más, como indicador de placer y bienestar circunstancial. El cigarrillo en los contextos sociales posee un valor de intercambio social.

Mantenemos nuestra conducta de fumadores muchas veces porque obtenemos gratificación con ello. Quizá se incremente como hemos dicho nuestra seguridad personal, nos reafirmamos en lo que creemos son nuestras mejores armas de intercambio social y control de tensión ante situaciones y contextos sociales. Pensemos por ejemplo en un alto ejecutivo sometido a la presión del estrés. Fumar un cigarrillo puede ser la válvula psicológica de escape ante la tensión. Cuando se asocian situaciones muy importantes con el acto de fumar la conducta de fumar queda más asentada, y es más difícil dejarlo...

Disfrutar de un cigarrillo después de comer, mientras me divierto, cuando se bebe algo de alcohol, o quizá al terminar un examen como una manera de relax, mientras hablo con alguien, al cerrar un trato, al montarme en el coche, mientras realizo determinadas tareas, y un millón de circunstancias.

Todos esos pequeños acontecimientos están cargando al cigarrillo de significado personal, de fuerza social, nos están haciendo día a día fumadores empedernidos.

Dejar de fumar supone romper con los contextos sociales

Dejar de fumar supone de alguna manera desconectar nuestra vida del tabaco, por eso es muy importante que usted se dé cuenta de cuándo y dónde fuma más frecuentemente, precisamente para controlar mejor la desconexión que debe enfrentar con el cigarrillo.

No se trata de mirarse el ombligo, sino que a través de su propio pensamiento usted sea capaz de tomar conciencia de lo que hace cuando fuma, para que, evitando fumar en esos contextos, el refuerzo, la significación de fumar sea menor.

Esto es quizá lo que más pueda costar a un fumador. Evitar todo aquello que sea un placer asociado al tabaco. Es tan importante esta ruptura que las empresas tabaqueras la utilizan en su propaganda diciendo cosas como «Fume tranquilamente».

Por eso durante un tiempo el fumador debe cambiar algunos hábitos, y debe saber con precisión los contextos donde más fuma y por qué. Lo siguiente es controlarlo.

Pero bueno, esto es parte del método guía para dejar de fumar, que ahora comenzamos en el siguiente capítulo y que más adelante tendremos ocasión de retomar.

Nos gustaría que en la información sobre el tabaquismo que le hemos dado en el primer capítulo usted sacara una serie de conclusiones:

1. Para dejar de fumar hay que *querer*.
2. Si quiero dejar de fumar debo tener mucha *motivación*.
3. Se debe controlar tres realidades en relación al tabaco:

    a) La dependencia orgánica.
    b) La dependencia psicológica.
    c) La dependencia social.

Dejar de fumar es una realidad que hay que controlar en forma de triángulo.

> PARA DEJAR DE FUMAR HAY
> QUE: QUERER, ESTAR
> MOTIVADO Y CONTROLAR
> TRES REALIDADES:
> MI PSICOLOGÍA,
> MI CONTEXTO SOCIAL,
> MI APETENCIA ORGÁNICA.

CAPÍTULO II

DEJAR DE FUMAR

Primeros pasos...

En el capítulo anterior ya hemos puesto las primeras bases informativas para dejar de fumar. La información sobre tabaquismo resulta esencial para tomar una determinación hacia el proceso de dejar de fumar.

> Esta obra es un apoyo para que usted deje de fumar.

Sea cual sea la cantidad que usted fuma, no le quepa la menor duda de que esa conducta resulta de dudoso beneficio, aunque usted diga: «Total, fumo sólo dos cigarrillos», o «Cuando quiera lo dejaré». El peligro del tabaco es que, una vez iniciado, si perseveramos en este comportamiento corremos el peligro de perpetuarlo, y con ello arrastrar todos los peligros que durante el capítulo anterior describimos.

El primer paso es tomar conciencia de su comportamiento, cambiar la actitud y el pensamiento que posee sobre esta conducta e intentar por todos los medios abandonarlo; eso sí, con un propósito firme de no recaer...

53

Lo que queremos con esta obra es proponerle un apoyo o proporcionarle unas pautas para que usted logre dejar de fumar con más facilidad, pero realmente dependerá mucho de cómo se tome este tema de modo personal para llegar a buen puerto, con éxito.

Proceso para dejar de fumar

Que usted deje de fumar como un acto caprichoso, o más o menos metódico, puede que sea la clave del éxito de dejar de fumar.

Dejar de fumar debe entenderse como un PROCESO.

Si deja de fumar una o varias veces, al conjunto de las veces que deja de fumar le llamamos *proceso* de dejar de fumar, cada acción o *acto* de dejar de fumar es parte del proceso.

Este concepto es muy importante entenderlo bien, pues muchos fumadores que han intentado dejar de fumar se desesperan por no tener el éxito apetecido, y se refuerzan en sus ideas de no poder dejarlo, o de que dejar de fumar no es ya uno de sus objetivos.

Hay que pensar que *dejar de fumar* es un *proceso,* no entender que dejarlo en uno de los intentos sea la única oportunidad de dejar de fumar. Debemos trabajar sobre la idea de que dejar de fumar puede llevarnos uno o varios intentos.

Podríamos verlo con un paralelo sobre una competición deportiva en la que el objetivo del deportista es finalmente ganar una medalla o una copa tras un triunfo. El triunfo es dejar de fumar y los ensayos, los intentos, el entrenamiento, parte del objetivo del triunfo. Dejar de fumar es el triunfo y todo lo que hacemos para lograrlo es el proceso.

Entendida esta idea, es necesario tomar ciertas precauciones y evitar desesperarse. El objetivo último que usted debe perseguir es finalmente dejar de fumar, aunque este proceso le cueste varios intentos y realmente en cada uno de ellos le fuera regular.

Sin embargo, esta idea también entraña sus propios peligros, pues usted podría decirse en cada uno de los intentos, debido a la presión de la dependencia que usted tiene del tabaco, que «En la próxima lo conseguiré», y relajándose vuelva a fumar. Esto es realmente catastrófico: justificarse, encontrar trampas psicológicas para hacer aquello contrario a lo que se propuso.

> No es importante las veces que usted intente dejarlo, sino lograr dejar de fumar de modo definitivo.

Por tanto sea precavido, y de cualquiera de las maneras si entiende que debe dejar de fumar como proceso volverá nuevamente a intentarlo, de otro modo se afianzará en su hábito de una manera más permanente y peligrosa. Dejar de fumar puede constar de varios intentos, llegar al triunfo no suele hacerse de manera inmediata en casi ninguna de las cosas de la vida. Existen las tentativas.

Comience a cambiar de actitud respecto al tabaco considerando que lo dejará como un proceso.

Toda nuestra guía para dejar de fumar se basa en un proceso, aunque describamos el modo para llevarlo a cabo en un intento.

Se ha demostrado que casi ningún fumador logra dejar de fumar en el primer intento, siempre se localizan varios. Los fumadores que lo consiguen normalmente tienen el propósito firme, la actitud convencida, de querer dejar de fumar, y en varios ensayos logran erradicar el tabaco. Los varios intentos lo que hacen en el fumador es personalizar la manera de dejar de fumar a su propia forma de ser. Así que, como fumador, cuando quiera dejar de fumar en cada intento, si realiza varios, debe impulsarse por su propio modo de ser, por su personalidad.

> Cada intento singulariza la forma de ser del fumador.

Le pedimos con esto que nuestros consejos, las pautas que le estamos dando, los reciba personalizándolos con su propia manera de ser.

En realidad lo que le estamos pidiendo es que sea capaz de montar estrategias contra el tabaco. Usted tiene una personalidad con muchas habilidades o capacidades. Ponga en juego sus mejores capacidades en forma de estrategias para dejar de fumar y así lo logrará con más facilidad. Para entender mejor esta idea vamos a tomar un modelo futbolístico.

> Monte estrategias para dejar de fumar, poniendo en juego sus mejores habilidades.

Un entrenador busca ganar un partido y pone en juego a sus mejores jugadores según una estrategia. Cuando el entrenador observa que el equipo contrario contrarresta su estrategia y no consigue su objetivo, si es un buen entrenador monta otra estrategia e intenta tener éxito: lo que caracteriza a los equipos triunfadores es su capacidad para poner en juego diversas estrategias y aprovechar así las capacidades individuales de sus jugadores.

Un buen equipo es aquel que no sólo tiene buenos jugadores sino el que presenta mayor habilidad para montar estrategias nuevas, que tienden a flexibilizar según las circunstancias, sus normas, etc.

> Usted sabe las cosas que le van mejor para lograr alcanzar los objetivos de la vida. Aplique esta filosofía para dejar de fumar.

Esto mismo sucede con el fumador y su personalidad, dejar de fumar es como ganar el partido a través de estrategias flexibles. O sea, no es suficiente con decir rígidamente: «Lo voy a lograr», y conseguirlo sólo con fuerza de voluntad. Esto es preciso, pero hay que conocerse a uno mismo y saber sacar esos truquillos que son estrategias de la personalidad para lograr nuestro objetivo. El paralelo deportivo creo que puede aclararle un poco lo que queremos decir.

La primera norma para dejar de fumar, una vez hemos determinado que deseamos hacerlo, es acercarse a este propósito con la idea de comenzar un *proceso* que culminará con dejar el taba-

> En cada nuevo intento debemos incrementar las posibilidades de dejar el tabaco.

co. Y desde luego nos debe quedar muy claro que cada vez que aumentemos el número de intentos para dejar de fumar debemos desear incrementar la posibilidad de que en ese intento tengamos éxito. Ya hemos dicho que esto entraña sus peligros en términos de que el fumador pueda tenderse trampas psicológicas.

En nuestro método-guía, pues, no trabajamos la idea de que dejar de fumar sea un acontecimiento. Sí consideramos que usted pueda tener éxito o fracaso en dejar de fumar, todo es relativo al fumador, e incluso hay autores que creen que un fracaso en un intento puede acelerar y hacer más eficaz el siguiente intento.

> Las personas maduras que toman la determinación de dejar el tabaco lo logran con mayor eficacia que los más jóvenes.

Nuestro método lo puso usted en marcha al iniciarse en la lectura de este libro. Ahora lo que le vamos a sugerir es que ponga en marcha un intento montándolo según unas estrategias, pero esas estrategias debe personalizarlas usted. No queremos que haga las cosas tal como se las decimos, sino que le sirvan de modelo y de referencia en su intento...

Resumen de nuestro método-guía

Si el *proceso* de dejar de fumar consta de uno o varios actos, nuestro método trata de una descripción de pautas sobre lo que usted puede hacer en uno de esos actos.

Suponemos que en esta parte del libro ya está suficientemente motivado por dejar de fumar y cree que puede dejarlo, y además va a intentarlo. Sabemos que esto es necesario.

También nos damos cuenta de que con sólo la información que aquí le damos no dejará de fumar, aunque esta información contenga datos objetivos referentes al tema de la salud. Es imprescindible que sea usted quien de verdad se decida a realizar ese intento de dejar de fumar por causas personales, por propia motivación y quizá guiado por esa necesidad de ganar algo de calidad en su vida.

Son las personas con cierta edad de madurez las que con mayor éxito y eficacia logran dejar de fumar. Considere su propia edad. La juventud es menos proclive a dejar el tabaco con eficacia. Estos son datos sobre el tabaquismo que indican esa razón.

> Si es usted joven, sea previsor y ponga mayor énfasis.

Si es usted un joven, o una joven, fumador o fumadora, tenga en cuenta la previsibilidad de un mayor énfasis en el intento. Si es usted un fumador maduro en su edad, su propia experiencia le dará el matiz de mayor éxito en el intento.

Los datos indican que las personas maduras son las más numerosas entre las que dejan de fumar. Si está usted pensando en

> Comunique a los demás su intención de no fumar.

dejar de fumar cuanto antes, comience a comunicar a los demás su intención de dejarlo, esto le comprometerá, proyectará sobre los demás su deseo y reforzará su propia convicción de dejarlo.

Pero también corre un peligro al comunicar a los demás su propio deseo de dejarlo. Ya sabe usted que hay personas cuyas propias

> Es muy gratificante dejar de fumar varias personas a la vez, en un proceso dinámico.

carencias son proyectadas sobre los demás. Puede encontrar a personas que le nieguen el que usted pueda dejarlo porque ellos mismos son incapaces. Usted debe encontrar en esas oposiciones todo lo contrario, un fuerte deseo por lograr su propósito.

Sin embargo, seguimos recomendándole que comunique a los demás su intención, cómo lo está haciendo. También es bueno que se reúnan varias personas fumadoras, y alrededor de este mismo libro comience usted a dejar de fumar con otros fumadores. Quizá haciendo alguna reunión a la semana para contarse en conjunto cómo han logrado dejar de fumar, leer y comentar las cosas que aquí se le proponen, etc...

Sea muy optimista al intentar dejar el tabaco.

Ya desde el principio de esta obra le estamos sugiriendo metas y objetivos a lograr para dejar de fumar. Y le brindaremos técnicas y procedimientos para dejarlo. Cuando deje de fumar no olvide nunca valorarse positivamente; procure estar siempre en una disposición psicológica optimista hacia lo que este acto significa en su vida personal, apoyándose en los refuerzos positivos sociales del entorno, cuando le animan a proseguir, y valorando el significado que tiene para la propia vida personal dejar de fumar.

CUATRO FASES:
1. Toma de conciencia.
2. Retirada gradual.
3. Retirada total.
4. Mantenimiento.

Es muy importante que todo lo que aquí le sugerimos lo adapte a su modo de ser, a su personalidad. No queremos que nuestro libro sea algo que deba seguir a pies juntillas, por eso nuestro nombre preferido no es tanto la aportación de un método como la consideración de que usted está leyendo una guía, algo que le da pautas para que logre las metas y los objetivos que se le han planteado.

En este sentido el método-guía que le sugerimos como pauta general consta de cuatro partes muy bien definidas y que las denominamos como:

1. Fase de concienciación, o planteamiento para dejar de fumar.
2. Fase gradual de retirada del tabaco.
3. Fase de retirada total del tabaco.
4. Fase de mantenimiento en la conducta de no fumar.

El acto que usted realizaría para dejar de fumar, según nuestras pautas, debe seguir estas acciones, que le tienen que llevar al éxito para dejar de fumar en un intento y que además le deben aconsejar para que no recaiga en el tabaco nuevamente, lo cual es algo de vital importancia. De cualquier modo le volvemos a repetir que no tome todo esto de una forma rígida sino que ponga en marcha sus propias iniciativas. Todo lo que le beneficie para dejar de fumar es bueno que lo haga. Lo malo es que se engañe a sí mismo y vuelva a recaer en su comportamiento tabáquico.

Es verdad que usted puede ser un fumador al que le vaya bien un modo radical de dejarlo. Ahora lo pienso y luego lo hago. Usted tiene absoluta libertad para hacerlo de esta manera, pero no deje de tener entre sus manos nuestra obra, pues ésta le reforzará y le preparará más firmemente en su rápida acción para que se perpetúe en el éxito de dejar de fumar.

Nuestro método-guía pretende que usted deje el tabaco a base de una sólida preparación, sabiendo lo que hace, convenciéndole de la necesidad de hacerlo, dándole consejos y poniendo herramientas en sus manos para que se reafirme en la idea de dejar de fumar, y cuando lo deje sea un éxito en el intento, quizá ya para siempre...

Nosotros le proponemos un programa de esfuerzo graduado. Primero preparándole para dejar el tabaco; luego realizando acciones concretas para ir rebajando el consumo, y finalmente dándole pautas para no volver a fumar, con una tasa de cigarrillos cero. Este es en resumen el proceso que vamos a desarrollar en las páginas siguientes.

Le sugerimos que no sea rígido al aplicar los objetivos y metas propuestas, pero sí que esté convencido en llevarlas a cabo con el máximo rigor. Siempre debe adaptarlas a su personalidad. Le pedimos que se inspire en nuestras ideas para que haga su propio autotratamiento. Es decir, que deje de fumar según su personalidad y nosotros seamos dentro del *proceso* de *dejar de fumar* la referencia, el apoyo, la guía.

Las cuatro fases de nuestro planteamiento antitabaco se basan en los tres niveles que durante la información ya le dimos y que le recordamos que eran el nivel de refuerzo físico, el nivel psicológico y el nivel social.

Le recordamos en resumen que el nivel físico nos dice que el tabaco es una droga que produce dependencia orgánica. Que el tabaco se mantiene en la mente y el comportamiento del fumador como una muleta o un apoyo en su vida, y que socialmente el fumar está reforzado por una cantidad de contextos sociales muy grandes, que giran alrededor del fumador.

PLANTEAMIENTO PARA DEJAR DE FUMAR

¿Cuánto fuma usted...?

El tema inicial para dejar de fumar consiste en plantearse qué tipo de fumador soy. No hay mejor enemigo para vencer que aquel que se conoce.

Conozca de sí mismo todas las peculiaridades que tiene en su modo de fumar, será la mejor forma de vencer su propio hábito.

Le proponemos que sea usted un observador de sus propio modo de fumar. Queremos que usted realice lo siguiente:

1. Hága un cálculo de cuántos cigarrillos se ha fumado en su vida, un cálculo aproximado.
2. Que intente amontonarlos, verlos con su imaginación juntos, y se plantee si los considera pocos o muchos, que sepa usted en su toma de conciencia si su adicción al tabaco es alta o baja.

Es hora de que tome conciencia clara del tipo de fumador que es en la actualidad.

Acomódese en una mesa con lápiz y papel, y con su memoria intente llegar a la fecha aproximada en la que usted ya consumía más o menos regularmente tabaco.

Quizá su memoria le lleve a decir que desde los catorce años comenzó a fumar durante un periodo de unos años menos de una cajetilla diaria, y luego hacia los veinte años fue una cajetilla y mucho. Ahora, con veintinueve años, fuma dos cajetillas desde hace dos años. El cálculo de este fumador sería aproximadamente: 15 cigarrillos desde los 14 hasta los 20 años = 6 años × 360 días × 15 cigarrillos = 32.400 cigarrillos; desde los 20 años hasta los 27, aproximadamente 35 cigarrillos, o sea: 7 × 360 × 35 = 88.200 cigarrillos, y finalmente 2 años × 360 × 40 = 28.800 cigarrillos.

En su vida de fumador, este caso hipotético ha fumado aproximadamente 149.400 cigarrillos o 7.460 cajetillas consumidas; póngale un precio actual y multiplíquelo, y tendrá el gasto total en tabaco.

Pongamos un precio por cajetilla de 1 euro y tendremos la cantidad de 7.460 euros.

AÑOS X	CIGARRILLOS X	360 =	TOTAL

TOTAL		PRECIO		DINERO
	X		=	

Le dejamos espacio para que realice su reflexión, escríbala y deje volar su imaginación. En las tablas refleje más o menos los datos tal como se los hemos propuesto para que tenga una idea aproximada de lo que ha consumido a lo largo de su vida de fumador y lo que más o menos con una visión económica presente ha gastado en este hábito.

> Hacer estos ejercicios antitabáquicos supone reafirmarse en su actitud de dejar de fumar.

Ahora con esos números y las tablas delante de usted imagínese el impacto, la cantidad de humo que ha vertido sobre su organismo. Multiplique esos cigarrillos por la nicotina aproximada de cada cigarrillo, por la cantidad de elementos químicos que la componen y llegará a la conclusión de que su organismo es realmente un máquina milagrosa y fuerte...

> Con nuestro pensamiento potenciamos nuestras conductas.

Multiplique también esa cantidad por la dimensión de cada cigarrillo e imagínelos uno detrás de otro.

Con el cálculo económico piense en qué cosa hubiera invertido esa cantidad, o lo que puede ahora comprar con ella, y ponga en relación esa cantidad con los beneficios que ha obtenido por fumar. Quizá se dé cuenta con claridad de lo absurdo que es fumar.

Como estamos en la fase de nuestra guía de la toma de conciencia es bueno que analice tomando conciencia de cómo es su hábito. Ahora le proponemos que analice cuál es y qué tipo de adicción tiene al tabaco.

Qué tipo de adicción tiene al tabaco

Para entrar en juegos de análisis del tipo de fumador que es, rogamos lea y conteste a las siguientes cuestiones; cuando la respuesta sea positiva anótese los puntos que vienen junto a la cuestión.

Cuestionario de actitud para dejar de fumar

1. Nunca he intentado dejar de fumar. 9 puntos

2. Nunca lo he intentado, pero ni tan siquiera se me ha ocurrido pensarlo. 9 puntos

3. El tabaco me domina tanto que ni me lo cuestiono. 9 puntos

4. Lo he dejado alguna vez, pero siempre vuelvo a fumar. 8 puntos

5. Hay ocasiones en que si no fumo me falta algo. 7 puntos

6. Fumar es un placer al que es difícil renunciar, pero me domino. 6 puntos

7. Me he planteado dejar de fumar alguna vez y creo que lo dejaré más adelante. 5 puntos

8. Lo del cáncer y las enfermedades
me condiciona regular para dejarlo.   3 puntos

9. Quizá dejara de fumar por aquello
de ganar calidad de vida personal.   2 puntos

10. Soporto muy mal que me falte tabaco,
puedo ir a por una cajetilla sea
la hora que sea.   7 puntos

11. No fumo hasta bien entrada
la mañana o la tarde.   2 puntos

12. No comprendo tanta crítica contra
los fumadores.   5 puntos

13. Si no fumo me tiemblan
hasta las manos.   8 puntos

14. Fumo más de 20 cigarrillos diarios.   7 puntos

15. Si no fumo engordo y eso
me hace no dejar el tabaco.   3 puntos

Respuestas a las cuestiones: Si ha contestado afirmativamente sume los puntos que se le ha indicado.
La tabla de baremos es la siguiente:

— Si suma 180 puntos, necesitará una preparación y
un cambio de actitud hacia la idea de dejar de

fumar realmente importante; incluso debería visitar alguna clínica antitabaco.

— Si suma más de 90 puntos necesita revisarse en profundidad. La fase primera que le proponemos para dejar el tabaco debe tomársela muy en serio.

— Si suma menos de 90 puntos y más de 45 está en una actitud un poco dependiente e insegura. Trabaje un poco el cambio de actitud.

— Si ha sumado entre 25 y 45 puntos, su actitud comienza a ser positiva y seguramente pueda ya iniciar con cierta seguridad de éxito el proceso para dejar de fumar.

— Si ha sumado menos de 25 puntos, es hora de que deje de fumar de un modo definitivo, confiando en que esta vez lo va a lograr.

¿Qué tipo de fumador es usted...?

Este cuestionario es solamente orientativo para evaluar su actitud contra el tabaco y determinar en parte el inicio del proceso de dejar de fumar que le estamos proponiendo.

El significado del test

Después del cuestionario y su conocimiento personal decida, en su propósito de dejar de fumar, adquirir una alta motivación.

Sus pensamientos deben ser positivos.

Si es ansioso, da hondas caladas, no resiste sin dejar de fumar mucho tiempo y se pone nervioso, si supera la cantidad de más de una o dos cajetillas de tabaco al día, si se observa débil en los compromisos y los retos personales, no deje de hacer una reflexión más profunda sobre sus intenciones ante el tabaco, principalmente en esta primera fase de nuestra guía.

En los casos intermedios le animamos a que comience de modo firme su preparación para dejar de fumar.

> Si usted es una persona con alta ansiedad es posible que esto haga que fume más.

A los fumadores ya realmente empedernidos nuestro consejo es que sigan nuestro libro y se apoyen en una dinámica clínica para que aborden su tema de una manera más clínica.

¿Qué fumador es usted...?

La personalidad que usted desarrolla, sus rasgos de personalidad, están determinando el tipo de fumador que es. Cuanto mejor sepa cómo fuma en relación a su personalidad mejor podrá dominar este hábito.

> Haga una planificación real de cómo dejar de fumar.

¿Qué tipo de persona soy? ¿Soy autocontrolado? ¿Mi extraversión o mi introversión me hacen ser más fumador? ¿Soy débil en mis hábitos y costumbres? Ser dueño de uno mismo significa la mejor manera de autocontrolarse...

Si es una persona con un nivel de ansiedad alto probablemente fume más por eso, dé caladas más profundas, consuma cada cigarrillo hasta apurarlo más... Si se da cuenta de cómo fuma podrá controlarse mejor...

Usted hace aquello que piensa con más facilidad que aquello que no piensa. Nuestro pensamiento suele guiar nuestra conducta. Si de verdad piensa que debe dejar de fumar, lo logrará con total seguridad.

Su pensamiento debe ser siempre positivo hacia el proceso antitabaco. Piense siempre en no fallar en lo que se propone. Piense que no abandonará a la primera de cambio. No crea que las cosas son imposibles. Y comience a trabajar su planificación.

Planificación para dejar de fumar

Planificar significa que usted realiza las cosas no porque sí, sino de una manera programada. Programar cómo hacemos las cosas significa tener una probabilidad más alta de lograr aquello que pretendemos.

La planificación entraña necesariamente fijarse una meta con un objetivo. Antes de planear cosas que puedan ayudarnos para llegar a la meta con un objetivo, hay que definir esa meta y ese objetivo.

Tenga buenas razones para dejar de fumar.

No le demos ya más vueltas. La meta es dejar de fumar; objetivo: en un tiempo determinado. Si está decidido a lograr esa meta fije ya su objetivo. O sea, escriba aquí el día que dejará de fumar, y si quiere más precisión incluso determine el momento: por la noche, la mañana, a una hora determinada...

Para localizar un día en su calendario, determine un día que le suponga una motivación especial y que apoye esa salida definitiva sin tabaco, ese intento que supondrá de alguna manera el éxito definitivo contra el tabaco.

Ahora, todo lo que sigue es planificación. La distancia que debe haber entre el propósito de dejar de fumar y el día en que se deja de fumar debe ser de unos 15 a 20 días; en este período de tiempo debemos conseguir aplicar el método guía contra el tabaco.

DÍA QUE LO DEJARÁ:

Una buena razón para dejarlo

En estas cosas cada cual puede tener sus ideas, por ejemplo: dejar de fumar sin tener una buena razón para dejarlo. Sin embargo, tener una buena razón para dejar de fumar puede significar un gran apoyo para retirarse del hábito con mayor eficacia.

> Todo fumador sabe en sus adentros que fumar es un error.

A usted se le pueden ir agotando los argumentos para sí mismo por los que dejar de fumar, pero estamos seguros de que jamás dejará de pensar que fumar es un error. No hay fumador que en el fondo de su ser no sepa esto.

> ¡Qué bien se está sin fumar!

Quizá usted se pueda convencer difícilmente a sí mismo con buenas razones para dejarlo, pero seguramente la mejor razón sea ese sentimiento sutil que todo fumador lleva dentro de sí mismo sobre ese sentimiento del error que es fumar.

Es posible que usted tenga agotados sus argumentos, pero no sus sensaciones con respecto al tabaco.

Buscar una buena razón para dejar de fumar es realmente algo importante en el inicio del proceso de dejar de fumar. Quizá esas amenazas que se ciernen sobre la salud no sean un buen argumento para dejar de fumar, o a lo mejor sí. Posiblemente, usted encuentra buenas razones para dejar de fumar en ese otro argumento del que tanto venimos hablando: poner más acento en lo bien que se va a estar sin fumar.

A lo mejor usted tiene sus buenas razones en su familia; imaginemos que es un padre de familia que quiere dar un buen ejemplo a sus hijos. O sus razones pueden estar en la pareja, su esposa o su esposo siempre están de bronca por el asunto de fumar, y evitando este tema se llevarán mejor. O tiene sus argumentos en la salud, o en la edad porque ya va siendo hora de cuidarse, o en la juventud porque quiere destacar en un deporte... Son infinitas las razones particulares por las que dejar de fumar.

Usted tiene que encontrar una buena razón para dejar de fumar, una buena razón para no cometer el error que siente y que cualquier fumador comete al fumar.

La diferencia entre los fumadores que dejan de fumar y los que no lo hacen está en que los que dejan de hacerlo tienen buenas razones para ello y además gozan de una alta motivación.

Uno encuentra buenas razones después de muchos años fumando para dejar de fumar, porque se da cuenta de que el tabaco deteriora la calidad de vida personal: anda peor, respira peor, trabaja peor, se levanta uno peor porque las cosas cuestan un mayor esfuerzo... Se consuma la pérdida de calidad de vida, localizada en gran parte de los fumadores. El tabaco se torna de ser un amigo inseparable, ritualizado, a ser un enemigo feroz.

En estos razonamientos muchos ex fumadores encontraron buenas razones para dejar de fumar. ¿Tiene usted ya lo suyos?

Le vamos a proponer a lo largo de la obra que rellene una serie de fichas. Estas fichas tienden a reafirmar su actitud, a reforzar sus pensamientos y a encontrar en ellas los argumentos y las razones por las que usted está haciendo este esfuerzo de llegar a ser un ex fumador. Lea sus notas periódicamente, de tal modo que esa lectura le lleve a una autoafirmación mayor a la hora de considerar el tema del tabaco.

Describa en la siguiente ficha sus buenas razones para dejar de fumar y considere esas razones como argumentos a recordar siempre durante todo el proceso antitabaco.

FICHA PARA QUE ESCRIBA SUS BUENAS RAZONES PARA DEJAR DE FUMAR

Pensamientos positivos

1. Voy a cansarme menos físicamente y por tanto estaré más ágil.
2. Me sentiré como una persona que es capaz de llevar el timón de su vida.
3. Estaré contento de dar una tregua a mi corazón y pulmones.
4. Mi rendimiento no sólo será mayor física sino intelectualmente.
5. La tos y el picor en la garganta que son molestos desaparecerán.
6. Contribuiré sin tabaco a resfriarme menos en invierno.
7. Tendré más defensas contra la gripe.
8. Dejar de fumar será también un beneficio para los que me rodean.
9. Mi salud general será espléndida.
10. Disfrutaré saboreando el gusto de los alimentos.
11. Disfrutaré recuperando el olfato.
12. Mejorará mi estética al evitar en los dientes la amarillenta nicotina.
13. No contaminaré el aire que también pertenece a los demás.
14. Si estoy embarazada, al dejar de fumar mi hijo/a no correrá peligro.
15. El mal aliento por el tabaco es una barrera y desaparecerá.
16. Evitaré el riesgo de cáncer o alguna enfermedad cardiovascular.
17. Cualquier deporte será para mí ahora más asequible en el sentido de que mi rendimiento aumentará, y también la eficacia.

Si logra encontrar buenas razones por las que dejar de fumar y pensamientos positivos que refuercen su actitud, todo será realmente más positivo para dejar el tabaco con eficacia.

> Las personas que no se preparan mentalmente son más propensas a recaer.

Está claro que la persona que no se prepara mentalmente de alguna de estas maneras puede ser más propicia a la recaída del tabaco.

Compromiso con un calendario

No hay nada mejor para hacer las cosas que darles un tiempo, fijar fechas para realizar actos. Trabajar con agenda a través de objetivos y metas. Este es nuestro propósito.

Nuestras tres primeras fases para dejar de fumar deben tener un tiempo,

> Fije tres fechas claves en el proceso de dejar de fumar.

simplemente por el tema de la operatividad anteriormente enunciada.

Justo en el momento en que tome la decisión de dejar de fumar será el momento de inicio del proceso antitabaco. Imagínese que su deseo comienza el 1 de diciembre (es la fecha de inicio); estaría en la fase del planteamiento para dejar de

> Sea previsor planificando todos los detalles.

fumar. No creemos que entre esa toma de decisión de dejar de fumar y el inicio para dejarlo sea muy grande. Entre tres a cinco días está bien para prepararse en ese intento nuevo o reiterado para dejar de fumar. Fije ya una fecha de inicio de la segunda fase, que hemos denominado fase gradual de retirada del tabaco; imaginemos en este caso hipotético que se comienza la segunda fase tres días después de haberlo decidido, sería el 3 de diciembre cuando comienza la fase gradual de retirada del tabaco.

Este período en que el fumador baja la tasa de consumo de tabaco no debe durar más de 15 días, aunque esto es flexible y cada fumador decide cómo hacerlo. La tercera fase, denominada fase de retirada total del tabaco, se inicia justo el 18 de diciembre, y es en la que el fumador pasa a ser ex fumador. En resumidas cuentas, en este ejemplo, este fumador hace una planificación de calendario de la siguiente manera:

> Sea previsor, precavido, no haga las cosas al azar

1. Fase de comienzo o planteamiento para dejar de fumar: 1 de diciembre.
2. Fase gradual de retirada del tabaco: 3 de diciembre.
3. Fase de retirada total del tabaco: 18 de diciembre.
4. En esa misma fecha se inicia la fase de mantenimiento en la conducta de no fumar.

Hacer una previsión de calendario de este tipo es muy importante para ratificarnos en el inicio de un intento serio para dejar de fumar dentro de eso que hemos denominado *proceso* para dejar de fumar.

Podría tenerse la sensación de que estas cosas son entretenimientos más o menos útiles. Lo cierto es que en el fondo lo que hacemos es condicionar nuestra mente para que surjan nuevos hábitos.

Sea usted perseverante en nuestras propuestas, el ser humano funciona mejor cuando está organizado en el espacio y en el tiempo. Estas cosas son bien asimiladas en la escuela y persisten en cualquier forma de trabajo.

> La fase de planteamiento es un periodo reflexivo y de planificación.

En realidad usted está trabajando metas y objetivos según un tiempo, y por eso es importante. Vamos a ir poco a poco consiguiendo lo que perseguimos.

Ahora le toca a usted fijar el calendario para que esas tres fechas sean señaladas para su vida personal, pues pueden significar el fin de un hábito que usted califica en el fondo de su ser como de *error.*

FIJE AQUÍ SU CALENDARIO, LAS TRES FECHAS DE ESTE INTENTO ANTITABACO

DÍA EN QUE COMIENZA SU PLANTEAMIENTO PARA DEJAR DE FUMAR

DÍA EN QUE COMIENZA LA FASE GRADUAL PARA DEJAR DE FUMAR

DÍA EN QUE DEJA DE FUMAR ....

Tres días para hacer cosas...

La primera fase, esa que hemos denominado de concienciación o planteamiento para dejar de fumar, en la que ahora estamos, es un momento para la información, para la lectura de un libro como el que le proponemos, para un planteamiento de reflexión personal y toma de conciencia ante el tabaco. Son tres días de maduración de su actitud y de subida de motivación personal y aseguramiento de su propósito. Quizá esta fase de planteamiento comenzara realmente para usted hace ya mucho tiempo, y no se corresponda con esa fecha que decide ahora. Esos tres días realmente son de reafirmación personal.

> 5 minutos por la mañana;
> 5 minutos por la noche.

En estos días usted debe madurar su plan de manera efectiva...

Los peligros que le acechan...

Hay siempre peligros que nos acechan, el máximo de ellos es que dejemos las cosas a la improvisación. Resulta muy importante que sea precavido siempre. No creo que exista nada que nos pida mayor previsión que el tema de dejar de fumar. Ya dijimos que volver a fumar después de unos años sin hacerlo es posible por la falta de previsión.

> Sea muy claro con los objetivos y tareas en esta fase.

Esta falta de previsión le puede acechar también ahora, durante estos tres o más días de preparación.

Tenga cuidado de no aumentar su tasa de tabaco, sería muy peligroso que usted dijese: «Bueno, como lo voy a dejar dentro de unos días fumaré sin problemas de límites», y puede correr el peligro de fumar más.

En todo caso controle que fuma como siempre, y si puede y está animado empiece a bajar su tasa de consumo de tabaco. De cualquier modo, como nos movemos bajo un plan, procure empezar esa reducción durante la segunda fase.

Durante esos tres días no deje de forzar su interior para madurar el propósito de este intento antitabaco... Es la hora de reflexionar, de escribir sus razones antitabaco, de leerlas y releerlas, de asentar sus pensamientos, de reconocer sus errores si lo ha intentado alguna otra vez y aprender de ellos.

> Es bueno aprovechar nada más levantarse y al acostarse para reforzar nuestra postura.

Comience ya a organizar estos tres días intentando cambiar sus hábitos más corrientes. Recuerde que el cambio de hábitos va a ser un factor esencial del éxito de este nuevo intento.

Por la mañana y por la noche...

Creo que no hay nada como comenzar el día con una pequeña concentración en los actos personales y hacer un recuento de lo que va a realizar. Acostúmbrese a meditar por las mañanas en relación al tema del tabaco; por ejemplo, lea. Nada existe como la noche, ese momento en que nos vamos a la cama: uno se puede plantear una revisión de las acciones del día. En este caso, evaluar cómo fumamos, de qué manera y en qué momento lo hicimos, y prever la

> Dejar de fumar es una cuestión de organización, de propósitos perfectamente orquestados. Para lograr la gran meta, dejar el tabaco, es necesario método y seremos más eficaces.

posible influencia negativa de eso que hemos calificado como error: fumar.

Medite durante cinco minutos sobre este tema y cierre sus pensamientos antitabaco con un propósito: lograr dejar de fumar.

Nosotros le aconsejamos en esta fase...

Que sea muy claro en su planificación para dejar de fumar, que no deje pasar mucho tiempo entre ese propósito y las acciones concretas de dejar de fumar, y fundamentalmente ir siempre con la idea muy clara de que su propósito está omnipresente para todo el día.

> Mentalícese en contra del tabaco, pero no contra los fumadores.

Considerar que en su «nueva» vida usted se juega mucho en el sentido personal, en la credibilidad que usted tiene sobre sí mismo. Y que el motivo, las razones que usted tiene para dejar este hábito, estará ya con usted siempre.

No deje de hacer las cosas con método, con previsión...

Mentalizarse contra el tabaco

El mejor modo de iniciar nuestra fase de planteamiento es, sin dudarlo en absoluto, mentalizarse contra el tabaco. Saber exactamente lo que el tabaco es, simplemente se trata de que usted se informe con objetividad, que no haga caso de los rumores, de que esto es algo inventado, una manipulación.

Mentalícese a dejar de fumar...

El proceso de mentalización juega mucho con las actitudes, las motivaciones, los deseos, la propia personalidad, en relación al tabaco. Sea optimista, emplee pensamientos positivos, cárguese de razones para dejar el tabaco.

> Tenga cuidado de no incrementar su tasa de consumo de tabaco.

Esto es lo que nosotros llamamos mentalizarse, y que prácticamente es lo que le hemos sugerido desde el principio de esta obra.

Mentalícese para aprender a despreciar el tabaco. No se trata de despreciar al fumador (¡ojo!), al que consume tabaco: ¡Eso nunca! Se trata de llenar de antipatías lo que antes estaba lleno

> No tenemos derecho ni a que nos presionen ni a ser presionados cuando respetamos la libertad del otro...

de compañerismo, de apoyo en multitud de momentos.

Es bueno que exista entre el ex fumador y el fumador una continua tensión contra el tabaco, de verdadera antipatía...

Es verdad que en nuestra sociedad logramos confundir las cosas, y muchos fumadores tienen

> Llene de antipatía el hecho de fumar...

razón para sentirse presionados. Muchas veces se va directamente contra el fumador, cuando lo que se debe hacer es ir contra el tabaco...

Mentalizarse implica cambiar de hábitos. Dejar de fumar obliga a realizar un cambio en nuestras costumbres. Comience cambiando sus propias costumbres mentales, siempre, claro está, de modo y manera positiva...

Algunos consejos

1. No sea inflexible, tolere tener fallos, incluso si un intento va mal.
2. Si tuviera que empezar el proceso, aprenda de los fallos del intento anterior, y sea valiente, pero haga del momento actual el definitivo.
3. Con cada intento corre un cierto riesgo de volver a fumar más, de que cada vez puede ser más penoso iniciarlo.
4. Emplee todas sus energías para conseguirlo en este momento. O sea, tienda hacia el éxito.
5. Logre en esta fase un buen entrenamiento mental.
6. Prepare a toda la gente que le rodea para que le apoyen en este intento antitabaco, pero piense que hay gente que no creerá en sus posibilidades; ante eso: crea más en usted mismo.
7. Lo más importante es estar tranquilo y seguro de uno mismo.
8. Lo único que debe lograr a toda costa es ser muy responsable de sus decisiones y fundamentalmente coherente con usted mismo.
9. Al principio tendrá que luchar contra sus deseos, y esa es la batalla más difícil que un hombre puede afrontar.

Con el tabaco, la lucha contra sí mimo se localiza en las sensaciones que produce en relación al deseo de bienestar y alivio que produce el fumar; esta sensación es la que al principio cuesta más vencer, y esa se produce a través de la nicotina. Por eso el tabaco es una droga.

10. No debe sentirse débil si al principio le asalta cierta sensación de tensión o angustia, pues es normal que esto suceda.

El peligro está en usted mismo, en que, queriendo posponer esa tensión a otro momento, se diga a sí mismo: «Mañana lo dejaré.»

El peligro de no tener éxito en un intento está en la elaboración de sus pensamientos. En lo que usted elabora en relación a sus necesidades, y es que sus necesidades son capaces de conducirle a usted, sus principios y sus actitudes, hacia el fracaso en esto de dejar de fumar.

11. No olvide nunca que lo que ahora intenta está dentro de un proceso. Es el proceso lo que importa, y que usted esté dentro de él. Esto no quiere decir que deba caer a cada debilidad: «Hoy me fumaré un cigarrillo y mañana lo intentaré.» Esto es un error si fuera así...

12. Si usted se inicia en este proceso más de una vez, debe lograr tener más éxito cada vez, como mínimo.

13. Los pensamientos positivos y las buenas razones para dejar de fumar le ayudarán a no ser débil en esos momentos en que se dice: «Lo dejo y otro día volveré a intentarlo.»

14. Los pensamientos negativos: «No soy capaz», «No puedo pasar sin él» o cualquier otra manera de sentir negativa pueden provocar la recaída, por lo que le recomendamos que sea optimista y no pesimista.

15. Está demostrado que todas las funciones orgánicas y el equilibro general de nuestro cuerpo producen sensaciones psicológicas, o estados generales del ánimo. No le parezca extraño que si se quita una costumbre como la de fumar, que afecta en su base a las funciones corporales, tenga usted un ánimo determinado y quizá muy negativo.

Contra este estado negativo es necesario crecer en la autoestima personal, en la seguridad en uno mismo, en reforzarnos con pensamientos positivos. Esa es la manera que tiene el fumador de defenderse contra su dependencia.

Las trampas de la mente...

Los pensamientos, los deseos, las actitudes, los comportamientos están regulados mentalmente, quizá por leyes psicológicas que trascienden nuestros conocimientos actuales.

Eso que popularmente llamamos «justificaciones» es uno de los elementos de la psicología del pensamiento que son mecanismos internos de las personas, por lo que se regulan una cantidad inmensa de situaciones.

Los seres humanos se justifican y esto es un mecanismo puramente psicológico.

El ser humano tiene una tendencia natural a justificarse. Nos justificamos por todo. Y es que si el individuo no hiciera esto no podría mantener un cierto equilibrio consigo mismo. Así que los seres humanos nos tendemos trampas psicológicas a nosotros mismos, nos justificamos, o de otro modo perderíamos nuestra propia manera natural de ser.

Cuenta algún autor que incluso el criminal más terrible justifica sus crímenes y de alguna manera hace que nunca se vea a sí mismo como un ser perverso. Esto es posible por la capacidad humana de tenderse trampas mentales...

También en relación al tabaco se ponen en marcha ciertos mecanismos mentales que tienden a la justificación, y por tanto hacia la trampa psicológica.

Todo fumador siente que fumar es un error, pero ninguna persona puede vivir considerando que lo que hace es incoherente. Así que cada fumador tiene para sí mismo una serie de trampas psicológicas con el fin de mantener su coherencia: «No fumo demasiado», «Cuando quiera lo dejaré», «Tengo ahora mucha tensión y estrés en el trabajo para dejarlo en este momento»...

Cuando usted deja de fumar se potencian las trampas psicológicas, la justificación por volver a hacerlo. Volvemos a decir que el organismo que tiene ya un equilibrio biofisiológico con la nicotina y este equilibrio cuando falla se traduce en una tensión psicológica, en un deseo permanente, puede ser un estado de ánimo.

> El fumador tiende a justificar su hábito.

Ese estado de ánimo es lo que le puede hacer justificar su deseo por fumar de nuevo: «Lo paso muy mal y ahora no es el momento de aguantarse, ya lo dejaré en otra ocasión», «Fumaré, veo que no lo lograré», «Voy a volver a fumar pues todo el mundo dice que de algo hay que morir», «Lo intentaré de nuevo en las vacaciones», «¡Bah!, hoy día todo hace daño»...

Y así la mente puede generar mil sentimientos y justificaciones que tienden a mantener la conducta del fumador.

¡Estar alerta...!

La trampa psicológica es una alerta muy importante que el fumador debe evitar, y es seguro que aparecerá muchas señales de este tipo. Sepa que no es porque usted sea así o de la otra manera, esto se establece como un mecanismo psicológico general. Todo el mundo tiende a la justificación...

> La falta de nicotina genera el deseo de fumar y produce estados de ánimo que el fumador debe controlar.

Ahora es el momento de que usted intente reflexionar. Tómese su tiempo, quizá unos días, realice una reflexión por la mañana o por la noche. Durante el día localice esos pensamientos en los que usted justifica su conducta de fumador. Piense también cómo justifica normalmente su dependencia al tabaco. Le vendrán muchas situaciones... Si usted logra localizar sus pensamientos trampas, logrará un mayor control de sus reacciones personales a la hora de no fumar.

> Cuando usted se diga «De algo hay que morir», está justificando su propio hábito y reafirmándose en su actitud.

> Es hora de que reflexione sobre las justificaciones que su mente elabora para mantenerse en hábitos.

Y cuando le vengan deseos de hacerlo observará que esto se puede controlar mejor así...

Ejemplos de justificaciones

1. Si no fumo voy a engordar...
2. Si no fumo no me concentraré en el trabajo...
3. No puedo sentirme feliz si después de comer no fumo.
4. Y es que no soy yo si al levantarme no me fumo un pitillo.
5. Sé de personas muy mayores que fuman.
6. Unos beben, otros fuman, otros comen y cada uno tiene sus debilidades...

> Si las personas de su entorno están frecuentemente expuestas al humo de su tabaco, corren peligro.

7. Lo voy a pasar mal y no lo intentaré.
8. ¡Bah!, fumaré menos...
9. Siempre se ha fumado y no ha pasado nada...
10. Y cuando esté tomando una cerveza, ¿qué voy a hacer sin el cigarrillo?

> Debe conocer su modo de fumar.

11. No me veo alternando sin fumar.
12. La vida no tendría el mismo sentido sin el cigarrillo.
13. No puedo estudiar sin el pitillo.
14. No puedo relajarme sin el pitillo.

> Cuántos, cuándo, dónde, con quién son cuestiones esenciales para la observación de su conducta de fumar.

Son miles las trampas que cada cual puede montarse al respecto de fumar, ¿cuáles son las suyas? En la siguiente ficha escriba todas las justificaciones que usted elabora para justificar su hábito:

FICHA PARA QUE ESCRIBA SUS JUSTIFICACIONES ANTE LA CONDUCTA DE FUMAR

¿Cuál es la cantidad de tabaco que usted consume?

Para controlar el hábito de fumar usted debe conocer cómo fuma. Sea un observador de sí mismo y durante estos días, en esta primera fase, observe su hábito y descríbalo. A continuación, algunas cuestiones que le ayudarán a desentrañar su modo de fumar:

Cuestiones

1. Cuántos cigarrillos se fuma (a la cantidad que fume al día la llamaremos tasa).

2. Cuándo fuma cada cigarrillo.
3. Dónde fuma cada cigarrillo.
4. Con quién fuma, en qué contextos fuma, qué cosas suceden a su alrededor cuando fuma.
5. Qué suele hacer cuando fuma...

Es muy importante tener presente estas cuestiones para que en la segunda fase logre disminuir su tasa de consumo de tabaco.

Rellene la ficha siguiente, le ayudará a controlar su hábito de fumar. Durante esta fase primera cada cigarrillo que fume debe ser objeto de su máxima observación: lugar en que fuma, contexto que le rodea, modo de fumarse el cigarrillo (profundo o superficial), necesidad de fumar: evitable o cigarrillo de fuerte necesidad... Todas estas cuestiones deben irse despejando para usted, pues cuanto más conciencia tenga sobre su hábito más facilidad tendrá para dejarlo.

DESCRIBA EN CADA LÍNEA ALGO SOBRE CADA CIGARRILLO FUMADO (PUEDE FOTOCOPIAR LA FICHA)
1.
2.
3.
4.
5.
6.
7.
8.
9.
10.
11.

Es muy importante autoobservarse para dejar de fumar. Son muchos los factores que hay que tener en cuenta para dejar de fumar.

¿Cuántos cigarrillos fuma usted?

Un método es utilizar una caja de cerillas y durante el día encender los cigarrillos con las cerillas y guardar cada cerilla en la caja. Al finalizar el día contabilizar las cerillas. Esto nos dará la tasa que nosotros consumimos al día. Si observamos lo que fumamos durante varios días, tendremos una serie de observaciones muy interesantes.

Tasa de tabaco que consume

La tasa total de tabaco consumido es una simple media entre los días observados y los cigarrillos fumados. Si nos observamos durante un período de tres días, la tasa media será la suma de todos los cigarrillos fumados durante esos días dividido por tres. Con esa tasa podremos saber con certeza el tipo de fumador que somos.

¿A qué tipo de fumador pertenece...?

Ahora es el momento de que usted determine el tipo de fumador que es, y obre en consecuencia.

Clasificación:

Fumador ligero: Menos de 20 cigarrillos.
Fumador peso medio: Sobre 20 cigarrillos.
Fumador peso pesado: Más de 20 cigarrillos.

FICHA PARA QUE USTED ESCRIBA LOS CIGARRILLOS FUMADOS EN 3 DÍAS
CIGARROS FUMADOS EL PRIMER DÍA DE OBSERVACIÓN
CIGARROS FUMADOS EL SEGUNDO DÍA DE OBSERVACIÓN
CIGARROS FUMADOS EL TERCER DÍA DE OBSERVACIÓN

DÍA 1		DÍA 2		DÍA 3		TOTAL
	+		+		=	

TOTAL			TASA
	/3	=	

¿ES UN FUMADOR PESO LIGERO? ....

¿ES UN FUMADOR PESO MEDIO?: ....

¿ES UN FUMADOR PESO PESADO? ....

Cada uno de estos tipos ya sabe que necesita un esfuerzo de autocontrol diferente. ¿Qué tipo de fumador es usted...?

No existe ningún tratamiento que vaya bien para todos los fumadores, pero nuestro modelo es tan amplio que es usted el que debe ir singularizándolo por sus propias características de fumador. Lo cierto es que muchos fumadores logran dejar de fumar, y usted, ¿por qué no...?

El sentido de nuestras observaciones está en la siguiente anécdota. Si en la segunda fase tratamos cómo reducir la tasa de consumo de tabaco, y resulta que usted localiza los cigarrillos que fuma por fumar, será más fácil quitar primero éstos que aquellos que se fuman por la imperiosa necesidad de aportar nicotina al cuerpo...

Vea cuál es su gráfica de consumidor

Ponga en uno de los ejes los días de observación, y en el otro la cantidad que cada día fuma; una los puntos de intersección entre los días y los cigarros consumidos y tendrá su gráfica de consumo de tabaco.

Esta gráfica le sirve para tomar conciencia del tipo de fumador que es usted, y principalmente para que a partir de estos datos se reafirme en esta primera fase contra el tabaquismo.

Observe su comportamiento tabáquico

Como ya hemos repetido numerosas veces, el hecho de que se observe en su comportamiento tabáquico va a generar en usted una actitud de reafirmación contra la

Anote los cigarrillos fumados durante tres días;
si sobrepasa los 20 cigarrillos, hágase su propia gráfica

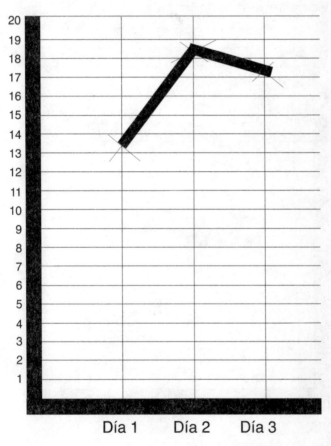

EJEMPLO DE CÓMO HACERLO: Tasa=12+17+16=45/3= $\boxed{15}$

TASA DE CIGARRILLOS CONSUMIDOS EN TRES DÍAS SOBRE UN
CONSUMO MÁXIMO DE 20.

Ahora establezca usted su propia tasa de consumo a través de anotar los cigarrillos que fuma durante varios días. Esta tasa será importante para la siguiente fase antitabaco.

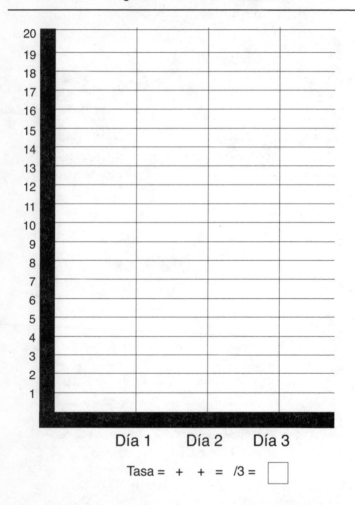

TASA DE CIGARRILLOS CONSUMIDOS EN LOS DÍAS DE OBSERVACIÓN DECIDIDOS POR USTED.

conducta de fumar. Además, cuanto más sepa sobre su conducta mejor podrá controlarla.

No queremos que se esté observando solamente por el hecho de entretenerle, las observaciones que usted anota en las fichas valen para el control personal.

En la ficha de la página anterior podrá representar la tasa de consumo de tabaco si su tasa diaria no sobrepasa los 20 cigarrillos.

> Observar su comportamiento supone que usted controle más y mejor su conducta de dejar de fumar.

Cuando la sobrepase puede, por ejemplo, subdividir el eje de los cigarrillos en dos cada línea horizontal y podrá contabilizar hasta 40 cigarrillos; si son tres contabilizaría 60 cigarrillos...

Uniendo los puntos entre los días y la tasa de cigarrillos consumidos tendrá su gráfica de cigarrillos consumidos.

> Comience abandonando aquellos cigarrillos que no son necesarios, los que fuma por fumar...

Con esta gráfica lo que nos interesa resaltarle es que su objetivo y su meta para la siguiente fase será la de disminuir el consumo tabáquico hasta llegar a un nivel cero, pero a partir de esa tasa media diaria sobre su propio consumo tabáquico.

> En realidad es cada fumador el que debe encontrar su propio método.

La propia observación nos permite tomar conciencia de cómo actuamos, y así ejercer un mayor control. Son típicas las observaciones de:

1. El lugar donde se fuma.
2. El grado de necesidad que acompaña a cada cigarrillo.
3. El entorno donde lo hace y si tiene que ver con esto el consumo del cigarrillo.
4. La hora en que fuma.
5. El número de cigarrillos que consume en cada momento.
6. Hacer otras observaciones que se crean oportunas.

Autoobservación

En la página 98 encontrará una ficha de observación abierta para que observe su comportamiento ante el tabaco.

En ella escriba el día para saber la fecha que está observando, así como el mes. Como puede imaginarse, lo que le pedimos es que enumere cada cigarrillo fumado, desde la mañana hasta la noche, y en una línea describa lo que hace, lo que siente, la hora, reflejar esos factores enumerados en las líneas anteriores.

Recopile las fichas de observación. Podrá leerlas a lo largo de la siguiente fase como parte de su entrenamiento mental contra el tabaco durante la disminución de la tasa...

Es verdad que el espacio que aquí le brindamos para reflejar sus observaciones es mínimo. Si no le es suficiente con esto para hacerlo, no es malo que se extienda más en un cuaderno titulado de autoobservación de mi conducta tabáquica.

Nosotros le vamos a presentar diversos modelos de ficha y usted puede fotocopiarlas; por ejemplo, una para cada día de la semana.

Las fichas quedan autorizadas para poder ser fotocopiadas según sus necesidades, no así el resto de la obra que queda sujeto al permiso del autor.

Cuando tenga recopilados varios días de observaciones todas las fichas de autoobservación le valdrán a la hora de disminuir el consumo tabáquico para hacer cosas como las siguientes:

Uso de las observaciones

1. Si sabe que un cigarrillo fumado a una hora determinada se lo fuma siempre pero que realmente podría pasar sin él, este cigarrillo será un objetivo fácil de eliminar cuando intente disminuir la tasa de consumo de tabaco.

2. Si en sus observaciones ve que cuando más fuma y más disfruta es al ir a tomar el aperitivo del mediodía y va con los compañeros de trabajo, sabe que este contexto quizá deba cambiarlo. Quizá no tomando el aperitivo durante el tiempo de bajada de la tasa de tabaco, o cuando deje de fumar.

3. Si observa que fuma cuando va a iniciar una actividad que implica responsabilidad y tensión, el hecho de tener una conciencia más clara al respecto de estos momentos le va a permitir un mayor control.

FICHA OBSERVACIONES - Día: Mes: Tasa del día:
1
2
3
4
5
6
7
8
9
10
11
12
13
14
15
16
17
18
19
20
21
22
23
24
25
26
27
28
29
30
31

La cantidad de contextos que se pueden dar es realmente inmensa; a nosotros lo que nos interesa destacar es la idea de que cuanto mayor conciencia tome de por qué se fuma cada cigarrillo, en qué momento y cuáles son las motivaciones que acompañan cada acción tabáquica, será mucho mejor para ese tremendo combate que se establece entre el fumador y el cigarrillo.

> NO FUMAR asócielo a cosas positivas y buenas...

Sabemos que el fumador más dispuesto, que adopta posiciones activas, puede dejar de fumar con más eficacia y contundencia.

> La conducta humana tiene mecanismos basados en los refuerzos: «premios» y «castigos».

Y en todo esto entran ya en juego esas tres dimensiones de las que tanto hemos ya hablado a lo largo de toda la obra: la tendencia orgánica, la tendencia psicológica, la tendencia social...

Está demostrado que mantenerse muy activo en esa lucha contra el cigarrillo siempre favorece dejar de fumar y no recaer.

Premiarse como refuerzo

> Fumar asócielo a cosas negativas...

Es muy tradicional siempre encontrar refuerzos cuando el ser humano hace algo. El ser humano potencia todas aquellas cosas por las que obtiene prestigio, es remunerado económicamente, se motiva, potencia la autoestima personal, etcétera. Y trata de evitar, de no repetir, aquellas cosas que le producen dolor, le llevan al desprestigio personal y social, generan efectos negativos...

Estas dos dimensiones de los refuerzos hacen que una incremente o haga más probables un comportamiento y otra tienda a hacer que esas conductas se extingan o desaparezcan.

En psicología se sabe que estos son mecanismos de regulación del comportamiento humano. Esto es aplicable al tema del tabaco en el sentido de que si logramos asociar a fumar efectos negativos, fumar, por definición, tenderá a disminuir en frecuencia, o por lo menos nos apoyará en nuestra actitud de dejar el tabaco. Y si asociamos el no fumar con refuerzos de efectos positivos estamos en la línea de hacer más probable el hecho de no fumar, por lo menos nos ayudará en nuestro deseo de controlar el tabaco.

Pueden ser refuerzos positivos de no fumar, después de un tiempo de éxito antitabaco, comprarse algo que nos gusta, realizar una excursión y mil otros detalles...

Pueden ser ejemplos de refuerzos negativos: fumar de modo incómodo, después de fumar un cigarrillo, dejar una cantidad de dinero que demos por perdida, hacer algo que no nos guste y mil otros detalles... Para la conducta de no fumar son reforzadores positivos todo aquello que implique cambio en los hábitos cotidianos: hacer lo que no se hacía, dejar de hacer lo que se hacía, buscar nuevas actividades...

Si el cigarrillo está cargado de significados, de un millón de pequeños detalles, los refuerzos antitabaco deben necesariamente hacer que descarguemos al cigarrillo de todas esas significaciones y detalles, y cargarlo de efectos negativos.

Ahora también le vamos a pedir en unas fichas en las páginas siguientes que usted describa cosas que favorezcan el dejar de fumar y cosas que sean como «castigos» contra fumar...

Cuando hablamos de «castigar», que es una palabra realmente fea, todos, creo, entendemos su significado en este contexto antitabáquico...

Se trata de asociar elementos que descarguen de significación positiva el cigarrillo y nada más. Sabemos que el ser humano debe ir muchas veces contra el impulso, contra el propio deseo en beneficio de sí mismo y de la sociedad.

> Distinga con claridad acciones y cosas que benefician y perjudican a la conducta de NO FUMAR...

Las palabras «castigo», «refuerzos negativos», etc., se entienden como un mecanismo de control ante esa conducta de fumar que nos perjudica seriamente. Trabaje los refuerzos con las fichas de las páginas siguientes.

Creemos que fallar en un intento antitabaco debe tener unas consecuencias negativas si reanudamos el proceso con otra intentona más o menos inmediatamente.

Otras situaciones, como por ejemplo la de no cumplir una tasa de descenso en el consumo del tabaco, en la fase siguiente, que vamos próximamente a iniciar, significa también el obtener una recompensa negativa. ¿Cuáles son las consecuencias negativas que usted se aplicaría...?

FICHA DE REFUERZOS CONTRA FUMAR (Escriba cosas que haría para asociar un cigarrillo fumado y algo desagradable que le siga en el momento de fumarlo o después).
1
2
3
4
5
6
7
8
9
10
11
12
13
14
15
16
17
18
19
20
21
22
23
24
25
26
27
28
29
30
31

FICHA DE REFUERZOS PARA NO FUMAR (Cosas que haría para asociar con un cigarrillo NO fumado y algo agradable que le siga o después de no FUMAR DURANTE UN TIEMPO ESTABLECIDO).
1
2
3
4
5
6
7
8
9
10
11
12
13
14
15
16
17
18
19
20
21
22
23
24
25
26
27
28
29
30
31

Comprométase por escrito

Lo escrito parece que da fe de muchas cosas, y cuando lo lea recordará aquella intención más pura que le condujo a dejar de fumar. No es malo que usted escriba su propio compromiso.

Los seres humanos somos seres gregarios, y lo social puede llegar a tener altísima significación. Es por eso que un compromiso

Establezca un contrato.

bajo el control de un amigo o un familiar, puede obrar como refuerzo positivo en todo el proceso antitabaco.

En la página siguiente le presentamos un espacio para que escriba su compromiso y lo firme junto a esa otra persona ante la que deposita su esperanza...

El refuerzo más importante: «ser dueño de uno mismo»

El refuerzo más importante que un fumador obtiene al controlar el tabaco es precisamente la satisfacción personal, la alegría interna de ser alguien que controla todos sus actos...

Si puede, comprométase por escrito ante sus amigos o algún familiar. Esto le dará fuerza de responsabilidad.

Lo que más puede desagradar a un fumador es quizá esa sensación profunda de que el tabaco le domina, aunque diga que eso no es así...

Fumar es un error y lo que en principio se cree una conducta capaz de dominar, al final es algo que doblega al ser humano por la dependencia que genera, y de la que tantas veces ya hemos hablado...

Cuando un fumador se torna ex fumador le inunda la propia alegría, la satisfacción personal, es la alegría del asceta, del que negándose a sí mismo se encuentra. «Yo soy dueño de mí mismo», quizá sólo con esta razón pudiera ser la más alta motivación para dejar el tabaco.

Y con esto terminamos la fase primera de *mentalización* e iniciamos la segunda fase de nuestro método guía, en la que se realizan acciones concretas contra el tabaco. Ahora se tratará la manera de fumar menos hasta llegar a la tasa de consumo cero, o sea, ¡dejar de fumar...!

MI COMPROMISO PARA DEJAR DE FUMAR ES:
Firma del fumador: Firma de la persona de apoyo:

FASE GRADUAL DE RETIRADA DEL TABACO

Consideraciones

En nuestro caso hipotético estaríamos ya en el tercer día desde que nos reafirmásemos en nuestra actitud de dejar de fumar. Estaríamos en el día 3 de diciembre, en el inicio de la Fase Gradual de Retirada del Tabaco.

> Usted puede también optar por dejar de fumar de modo radical.

Llegados a este punto es necesario que tratemos con usted los objetivos y metas que nos vamos a plantear. En nuestro caso hipotético, nos daremos quince días para cumplir con esta fase; como ya fijáramos en la temporalización, duraría hasta el 18 de diciembre.

Usted puede fijar el tiempo que crea interesante para la duración de esta segunda fase.

Algunos estudios indican que hay fumadores a los que no les va bien una reducción gradual del consumo de tabaco.

> Si deja de fumar súbitamente le aconsejamos que prolongue la fase primera de toma de conciencia.

Nuestro método-guía es una propuesta de pautas para dejar de fumar, y por tanto usted puede hacer aquello que mejor le venga a su personalidad; la única condición que le pedimos es que tenga éxito en este intento, dejando definitivamente de fumar.

Si no le va bien reducir gradualmente y quiere dejar de fumar de modo súbito, le aconsejamos que prolongue esa primera fase de reflexión y maduración de su actitud hasta el final de la segunda fase, dejando de fumar en el inicio de la tercera.

Iniciándonos en la segunda fase

Podemos caracterizar esta fase por la disminución del consumo de tabaco, es decir, por la disminución gradual de los cigarrillos que fumamos, o por la disminución gradual de la tasa.

> Usted tiene que tener calculada su tasa media de consumo de tabaco.

Recuerde que usted calculó ya los cigarrillos medios que fuma diariamente. Pues bien, esos cigarrillos durante el primer día de esta fase serán los máximos que usted pueda fumar, y cada día esa tasa irá bajando hasta que en el último día logre tener una tasa cero o casi cero...

> El primer día de esta fase usted no fumará el máximo de su tasa.

Así que en el día previo al inicio de esta nueva fase debe tener calculada esa tasa de su consumo de cigarrillos, y sabiendo que se dispone a disminuirla durante el día siguiente de modo gradual.

Su objetivo del primer día de esta fase es fumar como máximo su tasa calculada. En nuestro caso hipotético de las gráficas anteriores era de 15.

Y esto es básico, si no respetase durante esta fase esa norma de disminución progresiva, debería aplicarse esa especie de castigo que ya definiéramos en líneas anteriores.

¡Ojo! no sobrepase los cigarrillos calculados.

Es sagrado no sobrepasar nunca la *ración de cigarrillos* calculada para cada día, o en caso contrario esto tendrá unas consecuencias realmente poco agradables para el fumador.

La justificación positiva

Ya hemos desarrollado suficientemente la idea de que la mente funciona con mecanismos psicológicos determinados, y en ese punto hablamos del tema de las justificaciones y de las trampas psicológicas en las que un fumador puede caer para *reafirmarse* en su hábito.

Usted también puede ahora utilizar esa mecánica mental para reforzarse en su intención de bajar su tasa de consumo de tabaco. Por ejemplo, piense lo

Utilice justificaciones positivas para no fumar

bien que le puede sentar el comunicar a los demás lo que está haciendo, quizá a esa persona querida que siempre le recomendaba dejar el tabaco, o a esa otra que no confiaba en usted pensando que nunca lo dejaría...

Esta satisfacción es en sí misma una justificación positiva. Es la alegría que tendrá cuando alguien le brinde un cigarrillo y usted le diga que no fuma...

Escriba en la siguiente ficha qué cosas pueden reafirmarle a usted en esa conducta de no fumar...

ESCRIBA TODAS LAS JUSTIFICACIONES POSITIVAS QUE SE LE OCURRAN
1
2
3
4
5
6
7
8
9
10
11
12
13
14
15
16
17
18
19
20
21
22
23
24
25
26
27
28
29
30
31

Mantenernos en nuestra actitud

Usted, como todo el mundo, pasará por etapas de ánimo diferente en relación al tema que estamos tratando. No podrá mantener siempre el mismo ánimo, e incluso pueden venirle momentos de gran dificultad y dudas. Y para esos momentos necesita previsión, ánimo. Saber que esto llegará y que en sus pensamientos mantendrá su propósito. Encare esos momentos como previsibles, pero desde una resolución clara: ¡No podrán con usted!

> Recuerde: Es normal mantener estados de ánimos diferentes.

Es aquí donde le acecharán los peores momentos en cuanto al tema de las justificaciones para continuar fumando...

Si durante la fase de bajada gradual sobrepasara los cigarrillos estipulados, sería grave; se castigará esa imprevisión y formará parte del intento en el que usted está para dejar de fumar. Pero donde no se puede dar ningún tipo de justificación como «Me fumaré un solo cigarrillo», será cuando lo deje definitivamente, pues en este caso

> Si fuma un solo cigarro cuando deje de fumar, el intento es ya con muchas probabilidades un fracaso.

el intento se dará por fracasado, pues es muy fácil pensar que tras ese cigarrillo fatal vendrá otro, y otro, y otro...

Sepa con toda seguridad que existirán muchas cosas que le tentarán a usted a no mantenerse durante esta fase de disminución del consumo del tabaco. Sea previsor ante estos eventos o circunstancias:

Situaciones que pueden no ayudarle

1. Vivir las situaciones en las que usted suele fumar con más énfasis.
2. Consumir cualquier tipo de productos que sean excitantes.
3. El café, el alcohol y otras sustancias deben limitarse o abandonarse.

Cómo controlar nuestra tasa de disminución

Supongamos que usted ha fijado para esta segunda fase también 15 días, en otro caso prepárese artesanalmente un registro de la tasa de disminución del tabaco.

Esta segunda fase debe durar 15 días.

Usted debe calcular a partir de la tasa del primer día cuántos cigarrillos menos irá fumando día a día, hasta lograr una tasa mínima.

Ejemplo

Vamos a considerar un caso en el que la tasa sea igual a 30 cigarrillos, y queremos que el último día lleguemos a consumir 2.

Si cada día restamos 2 cigarrillos a nuestro consumo de tabaco y el primer día es de 30 cigarrillos, llegaremos a una tasa de 2 cigarrillos para el día 15, y el siguiente día comienza la tercera fase con consumo de cigarrillos 0.

Tasa = 30; disminución: 2 cigarrillos/día.

Observe el ejemplo de disminución
de tasa. En la página siguiente anote
su ritmo de disminución progresiva.
En este caso el último día
es de 2 cigarrillos.

Tasa/día	Tasa/día	Tasa/día	Tasa/día
DÍA 1	DÍA 2	DÍA 3	DÍA 4
30	28	26	24

Tasa/día	Tasa/día	Tasa/día	Tasa/día
DÍA 5	DÍA 6	DÍA 7	DÍA 8
22	20	18	16

Tasa/día	Tasa/día	Tasa/día	Tasa/día
DÍA 9	DÍA 10	DÍA 11	DÍA 12
14	12	10	8

Tasa/día	Tasa/día	Tasa/día
DÍA 13	DÍA 14	DÍA 15
6	4	2

Ahora le toca a usted comprometerse
a disminuir su consumo de tabaco.
El primer día sitúe su tasa ya calculada
y disminuya sus cigarrillos a su gusto
hasta el dia 15 en el que usted
se aproxima a la tasa 0.

Tasa/día

DÍA 1

Tasa/día

DÍA 2

Tasa/día

DÍA 3

Tasa/día

DÍA 4

Tasa/día

DÍA 5

Tasa/día

DÍA 6

Tasa/día

DÍA 7

Tasa/día

DÍA 8

Tasa/día

DÍA 9

Tasa/día

DÍA 10

Tasa/día

DÍA 11

Tasa/día

DÍA 12

Tasa/día

DÍA 13

Tasa/día

DÍA 14

Tasa/día

DÍA 15

Una ficha para la tasa del día

El primer día en el que usted consuma su tasa inicial, que más o menos es lo que usted fuma a diario, además de llenarse de buenos sentimientos, de pensamientos antitabaco, de romper con contextos que le estimulan a fumar, etc, sugerimos que se muestre muy activo contra el tabaco, pues es ahora cuando comenzará más fuertemente a asomar el tema de las justificaciones.

En un cuaderno, en una hoja, o en la ficha que le proponemos, anote cada cigarrillo que consume de la tasa, y desde el inicio uno por uno cada uno de esos cigarrillos con sus correspondientes notas de contexto. Más o menos como ya hiciera en la otra fase de nuestra guía.

> Los refuerzos tienen que ver con la ruptura de hábitos cotidianos.

El modo en que usted pueda hacer este registro de su conducta, para anotaciones escritas, es muy variable. Si en último extremo no pudiera hacer registros en el momento, quizá en otro lugar y circunstancias pueda anotar en su ficha los detalles de esos cigarrillos.

¿Es esto esencial? Pues si se puede hacer va a resultarle muy interesante para reafirmarse, para fortalecer su ánimo antitabaco, para conocerse mejor en relación al cigarrillo, etc.

Recuerdo una fiesta donde los fumadores practicaban con apetencia y se consumían muchos cigarrillos por efecto de la interacción social. Resultaba evidente la dificultad que un fumador interesado en su autoobservación tendría para hacer anotaciones de su comportamiento. Se puede hacer en otro momento.

HAGA ANOTACIONES DE CADA CIGARRILLO DE SU TASA DÍA:
1
2
3
4
5
6
7
8
9
10
11
12
13
14
15
16
17
18
19
20
21
22
23
24
25
26
27
28
29
30
31

No sobrepasar nunca la tasa de consumo diario

Durante esta segunda fase de retirada gradual del tabaco se va a poner a prueba psicológica. ¿Se ha preguntado por qué los estudios sobre el tabaco indican que muchos fumadores dejan abruptamente de fumar mejor que de manera gradual? La explicación puede estar en la dependencia orgánica a la nicotina. Es decir, su tasa de consumo de tabaco diario es la cantidad de cigarrillos que necesita para mantener su nivel de nicotina en sangre. Cuando usted baja esa tasa el organismo le pide un aporte mayor de nicotina.

> Dejando gradualmente de fumar aprendemos mucho sobre nuestro hábito y eso nos hace ser más eficaces.

Sin embargo, dejar gradualmente de fumar tiene sus ventajas: usted está haciendo un entrenamiento graduado de conocimiento del tabaco y su persona, de tal modo que ese conocimiento le permitirá en la tercera fase dejar de fumar con más posibilidades de éxito. Creemos que lo que diferencia a los ex fumadores que no recaen de los que recaen es precisamente su entrenamiento, la toma de conciencia que tienen sobre su propia conducta, su personalidad y las consecuencias.

> Los fumadores que lo dejan con mayor conciencia recaen menos que los fumadores que no tienen propósito.

La tasa de consumo que ha especificado para usted no debe rebasarla nunca; quizá si ve que el ritmo de descenso le produce mucha necesidad de fumar más, disminuya su tasa con menos número de cigarrillos, de tal modo que cuando esté en el último día fume aún una buena cantidad de ellos, y dejar luego de fumar en la tercera fase de modo abrupto...

Cuándo se permite variar el plan de disminución de la tasa

Imaginemos un fumador «peso pesado», que se ha sometido a un plan de disminución muy alto de cigarrillos, y ve que fumar menos le produce una necesidad muy grande por fumar más, incontenible...

Sólo en casos muy señalados de auténtica impotencia le está permitido cambiar el ritmo de disminución gradual del consumo. Es decir, en el caso anterior puede volver a una tasa más alta y a un ritmo de disminución menor, de tal modo que pueda en la tercera fase, de una manera casi abrupta, dejar de fumar...

Pero esto no quiere decir que usted llegue durante esta fase a la conclusión de que no puede, y se justifique mentalmente con la idea de que su mejor manera de dejar el tabaco sea la forma abrupta. Sólo podrá adoptar esta norma en caso de peligrar el éxito de este intento por dejar de fumar a causa de una dependencia muy acusada...

> Tenga cuidado con las justificaciones, esto es una señal de fracaso.

> Sólo cuando realmente no se pueda llevar un ritmo de descenso planificado puede cambiar su plan de bajada de cigarrillos consumidos.

Cuando no cumpla con la tasa estipulada cada día...

Quitarse gradualmente de fumar es una experiencia de autocontrol personal y de disciplina, también de voluntad y de amor propio. Así que si usted no cumpliese con sus propios compromisos antitabaco debe aplicarse esas consecuencias que no le gustan, y tenerlas ya anotadas en una lista.

> Quitarse gradualmente de fumar es una prueba de autocontrol que no todo el mundo resiste.

Le aconsejamos que todo esto sea llevado entre usted y otra persona de su confianza, de tal modo que sus acciones puedan ser públicas, y así tener mayor presión para no autojustificarse.

Recaída

La recaída aquí puede ser de alguna manera corregida mediante consecuencias poco agradables para el fumador, pero debe ir aprendiendo que esto es ya imposible cuando deje de fumar definitivamente, y sería realmente muy excepcional que en tal caso usted pudiera tener éxito en este intento, sim-

> La recaída debe ser tratada según lo estipulado en su plan antitabaco.

plemente porque ese fallo indicaría que aún no está preparado para dejar de fumar, y tendría en otro momento que dejarlo iniciando todo el proceso en un nuevo intento lo antes posible.

No sea débil con usted mismo, dejar de fumar es un tema de disciplina. Si falla, sea duro con usted mismo:

pierda una cantidad no despreciable de dinero (por ejemplo); no haga algo que realmente le apetece mucho... ¡Mire su lista de «castigo»...!

Mantenerse bajo los criterios de su plan

Igual que castiga su conducta tabáquica, debe premiarse, reforzarse positivamente cuando su intento se efectúa con éxito. No hace falta que llegue al final de esta segunda fase para premiarse. Cada cierta cantidad de tiempo puede hacerlo siempre que corone con éxito su plan. Mire esa lista de cosas, intenciones, que usted tomaría como premio: la salida a un lugar de su interés; el regalo de un objeto apetecido; un sencillo regalo de un libro... ¡Mire su lista de premios...!

> Fallar en la fase de descenso gradual puede corregirse, pero no así en la tercera fase.

Cómo actuar diariamente con su tasa de tabaco

Nuestro plan debe ser racional y lógico, flexible y adaptado a nuestra personalidad. Resulta muy importante que usted diferencie cada día los cigarrillos y los momentos en que más le apetece psicológicamente fumar, y que más tirón orgánico tiene.

En esa buena lógica que le pedimos, piense en quitar aquellos cigarros de su tasa diaria que le son menos significativos, que los fuma ya por fumarlos, que tienen menos tirón físico, y deje para el último día, o para el final de esta fase, aquellos que le son más necesarios desde cualquier punto de vista: social, psicológico y orgánico...

En la ficha diaria describa los cigarrillos que fuma en términos de necesidad y clarifique para el día siguiente cuáles de todos ellos eliminará al día siguiente...

> Elimine antes cada día los cigarrillos menos esenciales.

La importancia de esta fase

Este es un momento muy importante porque ahora está jugando con muchos factores muy ligados a usted mismo, y que se proyectan sobre el cigarrillo. Es una fase también donde no está concluido el ser ex fumador, pero que le está enseñando la enorme importancia que tienen todas esas dimensiones que rodean al tabaco, y que tantas veces ya hemos descrito. Y sobre todo el cigarrillo está enseñándole su auténtica cara.

> No fume su tasa con placer sino con displacer...

Cuando usted fuma a merced de la apetencia el cigarrillo no muestra esa cara que le vemos cuando nos estamos disciplinando para bajar el consumo.

> Diferencie en su tasa los cigarrillos de máxima dependencia de los que no lo son.

Esta es la importancia que tiene ir gradualmente dejando de fumar. Aprendemos de nuestro enemigo en su terreno y sobre su vitalidad de sustancia drogadictiva.

Mientras consumimos nuestra tasa

No consuma su tasa con la idea de decir: «Bueno como son los últimos cigarrillos fumaré con placer.» No se engañe a sí mismo. Haga de su consumo de tabaco diario algo desagradable. Si usted por ejemplo fuma después de comer, y le gusta hacerlo con el café y una buena conversación, rompa ese esquema.

Asocie cigarrillo fumado y un mal rato mientras lo fuma.

Fúmese ese cigarrillo de su tasa, pero plantee fumarlo de manera incómoda, no disfrutando; retírese a alguna parte solitaria y por ejemplo fúmelo en un lugar desapacible...

Tenemos que aprovechar todas las maneras posibles para que los cigarrillos de nuestra tasa resulten algo realmente poco grato. Estamos aprendiendo así a asociar cigarrillo y cosas poco gratas, que es lo contrario de lo que hemos hecho antes y nos aconseja la publicidad que dice: «Fuma tranquilamente»; para nosotros es: «Fuma intranquilamente».

Sea claro en sus criterios, no se deje vencer, no justique su debilidad, procure asociarse con otra u otras personas que le apoyen en su intento.

Entre tanto consumimos nuestra tasa y bajamos la cantidad de cigarrillos consumidos está claro que nosotros estamos sometidos a una dinámica donde podemos pasar momentos malos. Pero piense que precisamente los momentos peores son éstos; luego, todo es un olvido y esa batalla no tendrá ningún sentido... En esos momentos es donde usted debe mostrarse con todo su vigor en pensamientos optimistas, valorar lo que en términos de calidad ganará, etc.

Existen pequeños trucos que ayudan a despistarnos de esas tensiones a las que nos somete el cigarrillo. Podemos practicar lo que en la tercera parte de nuestra obra denominamos actividades alternativas. Podemos beber agua de modo muy despacio, practicar la relajación o alguna otra técnica contra el estrés...

Lo más importante es que usted durante esta fase está tomando mayor conciencia de lo que es el

> Esta es la fase donde quizá usted lo pase peor.

tabaco y su control, porque ya está realizando una acción concreta para dejar de fumar. Y es aquí donde puede medir sus fuerzas con su dependencia, precisamente para vencerla mejor...

Comience a romper sus hábitos cotidianos próximos a su conducta de fumar. Y si no puede, al menos haga cosas diferentes que lleven su experiencia tabáquica a un consumo bajo condiciones no placenteras. Y lo

> Beba agua cuando muestre deseos de fumar.

más importante de todo es que ahora se vaya dando cuenta con claridad de lo que significa fumar en términos de su dependencia. Y así debe llegar a la tercera fase de nuestro proceso antitabaco: ¡Suerte y ánimo durante esos quince días que nosotros le proponemos...!

> ¡Prémiese por lo bien que lo hace!

Y refúgiese en nuestra obra cada vez que lo considere oportuno para reafirmar su actitud...

FASE DE RETIRADA TOTAL DEL TABACO

Características de la tercera fase

Es la fase más claramente antitabaco. Es hora ya de dejar de fumar en este intento que queremos que sea el definitivo. Para que tenga mayor éxito esperamos que todo lo que le hemos dicho hasta hora le sea de mucha utilidad.

Seguramente durante la fase anterior usted estuviera echando pulsos a la fuerza del tabaco. Y sabemos que es la fase más difícil.

> El día para dejar de fumar es especial.

En nuestra planificación calendaria hipotética hemos tenido 3 días de preparación y 15 días de retirada gradual. Justo cuando se cumplen 18 días es el momento de dejar definitivamente de fumar.

> Nosotros defendemos dejar de fumar con conciencia y no «a lo loco», pues eso es causa de muchas recaídas.

El día señalado para la acción antitabaco debe ser especial, supone un punto de inflexión entre un antes y un después, y no le quepa la menor duda de que en su vida personal ese día debiera ser un acontecimiento.

Un día para dejar de fumar

En nuestro método-guía, desde luego, ese Día lo consideramos en mayúsculas. Todas nuestras acciones apuntan hacia esa fecha, todas nuestras reflexiones, todos nuestros consejos se dirigen hacia esa jornada en la cual usted deja definitivamente de fumar.

La diferencia entre quienes lo dejan porque sí y los que se preparan está en la recaída.

Cualquiera podría ver en esto una simpleza. Muchos fumadores dejan de fumar de la noche a la mañana y punto, no tienen que hacer todo lo que nosotros hicimos y dejan de fumar... Muy bien, cada cual es libre de obrar como quiera.

La diferencia entre esas personas y nosotros es que nosotros nos acercamos hacia esa fecha con plena conciencia de lo que hacemos, nos acercamos hacia esa fecha con una preparación que nos permitirá ser fuertes psicológicamente, modificar el refuerzo social de modo conveniente y desengancharnos de modo más rotundo de la dependencia a la nicotina.

Prapararse para dejar de fumar supone tener mayores posibilidades de éxito.

Pero incluso ninguna de estas cosas serían realmente diferentes si no dijéramos que un fumador que deja de fumar con una propuesta como la nuestra es menos propenso a recaer en la conducta del tabaco que otras que simplemente dejan de fumar de repente.

Nadie que deje de fumar con una información sobre el tabaco como la que le hemos dado puede volver a recaer por una simpleza...

Muchos fumadores vuelven a fumar también de repente, por un acto casi automático, nunca justificado por apetencia. ¿Y por qué es esto? Por la falta de preparación ante un acto tan importante.

> Ritualice cuanto quiera esa jornada, pues lo merece.

Se deja de fumar en un proceso. Creemos incluso que esos fumadores concluyen dejarlo un día y antes de esa fecha lo han pensado y valorado; el fumador ha evaluado las consecuencias y por eso en un día determinado lo deja.

Nuestro método ha seguido ese proceso natural, pero con la intención de hacerlo conscientes.

> Nuestro método-guía es realmente la puesta en escena de un proceso natural para dejar de fumar.

Quizá muy pocos fumadores dejen de fumar en un momento determinado simplemente. Nosotros queremos que usted se dé cuenta de la importancia que tiene dejar de fumar controlando todo el proceso, y que sea lo menos automático posible, pues esa es la base de lo que nosotros consideramos que es la cuarta fase del proceso de dejar de fumar, y que trata de la recaída...

> Dejar de fumar reclama darse cuenta de lo que hace.

Preparándose para ser un ex fumador

Unos días antes de esta fecha nosotros le recomendamos que comience ya a estructurar lo que va ser la jornada. Para usted es un día especial. Vaya eliminando en todo lo posible todas aquellas cosas que le estimulen o le recuerden fumar, siempre que pueda regale su

Procure durante un tiempo no tener objetos que le recuerden fumar...

mechero preferido, quite los ceniceros... Todas estas cosas no son necesarias, aunque de alguna manera le ayudan a usted a reafirmarse en su preparación para ese día.

Le recomendamos que fije para ese día una hora justa en la que usted pasará de ser fumador a ser ex fumador.

Día/hora que paso de ser fumador a ex fumador

DÍA	HORA

Nuestra tercera fase termina justo en el Día y la Hora en que usted deja de fumar, y se inicia la cuarta fase que trata de mantenerle sin fumar a ser posible ya para siempre. La tercera fase, pues, es un puro trámite. Sin embargo, es muy interesante realizarlo con cierto aire ritual.

Un acto en un día y una hora determinados

Usted puede diseñar este momento como le venga bien, puede ser discreto y con una acción muy sencilla: al llegar la hora de dejar de fumar, lo deja, y punto.

Posiblemente, le gustaría hacerlo público a los amigos y familiares, principalmente a aquellas personas que han colaborado con usted. Organice un pequeño festejo, una comida por ejemplo, al final de la cual pueda disertar un poco sobre lo que va a realizar, y sea un acto de conclusión emotivo. El último cigarrillo que tenga encendido lo apaga ofreciendo a sus amigos y familiares este acto simbólico. A partir de ese momento es usted un ex fumador... Y ha concluido la tercera fase de nuestro método-guía:

¡Enhorabuena, ahora es usted un ex fumador!, y pasemos a la cuarta fase, quizá la más importante de todas...

¡ENHORABUENA, YA ES
USTED UN EX FUMADOR!

FASE DE MANTENIMIENTO EN LA CONDUCTA DE NO FUMAR

Características de la cuarta fase

Lo más absurdo del mundo es recaer después de llevar sin fumar, por ejemplo, un año. Y, sin embargo, esto es muy frecuente. Los ex fumadores vuelven a fumar.

Para nosotros esta fase que se inicia con el día y la hora en que usted ya no fuma, es de vital importancia, porque absurdamente es donde más falla el fumador. La excesiva confianza en uno mismo, creer que lo volverá a dejar con la misma facilidad, dejarse llevar por algo como «Total, un cigarrillo», es un lamentable fallo por el que muchos ex fumadores vuelven a fumar y con el peligro de incrementar su dieta nicotínica a límites insospechados.

> Cuando lleve cierto tiempo sin fumar, no se deje llevar por la simpleza de: ¡Uno y nada más!

> No deje de pensar que muchos fumadores vuelven. ¿Por qué...?

No queremos que usted caiga en esas estadísticas de las recaídas.

Sabemos que va a estar durante un tiempo más o menos largo en un estado eufórico positivo contra el tabaco. Pero su más terrible enemigo es la despreocupación, la imprevisibilidad. Usted ya tiene información suficiente como para hacer de este tema algo muy serio; aunque pase el tiempo considérelo como una información a tener siempre en cuenta, siempre presente, aunque pasen veinte años...

> El peligro de la recaída es la imprevisión.

Después de las 72 primeras horas de dejar el tabaco

Cuando pasen más o menos 72 horas sin que usted fume su organismo se habrá liberado de toda la nicotina. Desintoxicarse físicamente ya ve lo rápido que puede resultar. La dependencia más resistente y la que puede durar mucho más tiempo es la mental, la psicológica. Ante esta dependencia debe estar ya siempre atento, y como hemos repetido la debilidad ahora no vuelve por la necesidad física sino por la actitud mental, y ésta tiene mucho que ver con la imprevisión.

> El tirón orgánico, o el mono tabáquico, puede durar unas 72 horas.

Una de las maneras que usted tiene de luchar contra la imprevisión es establecer un propósito firme, que sea con respecto al tabaco como un rumbo invariable, constante, siempre igual: «Aunque me diga: Voy a fumar un cigarrillo solamente, no fumaré.» Si después de pasados unos años se dijera algo como lo anterior y fumara un solo cigarrillo, ya está usted en el mismo punto que al principio, y quizá mucho peor... Se demostraría que usted no ha superado la fase de la dependencia mental. Esta cuarta fase es, pues, una lucha muy sutil contra la dependencia de tipo psicológico y social, no ya tanto orgánica, que como hemos dicho desaparece más o menos en 72 horas...

> Su lucha con el tabaco es ahora mental y de costumbre social.

A lo largo del tiempo sí es posible que usted se deje engañar por esos mecanismos de la justificación, eso de «total por uno...». Y es que la imprevisión puede ser la causante de esas estadísticas de las recaídas... Prevea nuevos hábitos,

> Rompa con las viejas costumbres, al menos durante algún tiempo.

nuevas actividades... En el próximo capítulo vamos a tratar precisamente el tema de sustituir el tabaco por otras cosas; lo hemos llamado actividades alternativas a la conducta de fumar.

Evite en lo posible lugares y circunstancias en las que usted solía fumar. Esto deberá hacerlo al principio solamente y constituirá una fase de reafirmación personal. Evite todo lo que le invite a fumar.

El síndrome de abstinencia física lo sentirá con más intensidad justamente las primeras horas de dejar de fumar. Sea resistente, no decaiga en su empeño. Es éste posiblemente uno de esos períodos claves en los que su voluntad juega un papel importantísimo.

Es en estos instantes cuando le aconsejamos que ponga en juego las diversas técnicas de las que en el próximo capítulo le hablamos de actividades alternativas:

relajación, algo de reflexoterapia, control alimentario, deporte...

Un buen momento para romper con nuestros hábitos es controlar la alimentación. Ahora puede aprovechar, no como se cree muchas veces, con sobrealimentación, sino en hacer todo lo contrario: comer menos y bajar algo de peso, o simplemente mantenerse...

Momentos de gran deseo tabáquico

Cuando le vengan deseos muy fuerte: beba agua, comience alguna actividad que le distraiga, haga algún ejercicio físico, practique la relajación, respire sosegadamente, lea sus fichas antitabaco, el propósito que le mueve a dejar de fumar, coménteselo a un amigo, tenga algo preparado para llevárselo a la boca. Ahora es un buen momento para usar pipas, objetos inocuos. Es un buen momento para morder y disfrutar con una manzana... Haga algo que le disperse esa tensión, que le distraiga y dirija su atención hacia otra cosas. En unos minutos todo su deseo se le pasará...

> Cuando le venga un deseo muy fuerte, centre su atención en otras cosas...

Previsión

Lo más importante de esta fase es que usted piense de modo previsible que jamás volvería a fumar por una *tontería*. Y este es un peligro real, pues muchos ex fumadores vuelven inevitablemente a fumar *por simplezas*. Esto lo dicen las estadísticas...

Recuerde que una vez que lleve usted un cierto tiempo sin fumar: *¡fumar le será simplemente innecesario!* Si usted se ajusta a esta ley no tiene por qué recaer jamás. Esto se lo dice un ex fumador que lo dejó

Piense en actividades alternativas.

hace ya más de veinte años y tiene la idea igual que el día en que lo dejó, sin variar en su dirección y rumbo un milímetro. No se echa en falta, no se recuerda, no se le da valor... Pero jamás este autor cae en la imprevisión de: *¡uno y lo dejaré!* Sería fatal después de veinte años, o de cuarenta... Ya es usted un ex fumador, y le deseo la misma suerte que tuve yo.

¡Enhorabuena!

CAPÍTULO III

ACTIVIDADES DIFERENTES

Primeros pasos...

Con el término actividades diferentes queremos singularizar esa ruptura que debe hacer con sus costumbres y hábitos, al menos durante un tiempo. Con algunas propuestas de actividades queremos que elija alternativas a lo que hace habitualmente, ello le dará ánimo. De cualquier manera,

> Las actividades alternativas le ayudarán a reafirmarse en la conducta de dejar de fumar, al menos romperán un poco sus hábitos cotidianos.

singularice esas actividades diferentes según sus propios gustos personales. En esta parte de la obra le proponemos algunas claves:

1. Es fácil que al dejar de fumar usted intente desviar su comportamiento hacia otras conductas; por ejemplo, comer. Esto es tan frecuente que es motivo de que muchos fumadores, por temor a ello, no dejen de fumar. Se impone un cambio de

hábitos en cuanto a la alimentación: control alimentario. Hablaremos sobre ello.

2. Es fácil que al dejar de fumar usted eche de menos la costumbre del cigarrillo socorrido ante momentos de tensión o, todo lo contrario, de ocio. Lo cierto es que una propuesta de ejercicios de sofrología (relajación) no viene mal para bajar su tensión.

3. Hay técnicas que benefician el estado corporal, eliminan tensión y nos hacen estar bien; desarrollaremos brevemente algunas técnicas de automasaje corporal, reflexoterapia, hidroestimulación...

El ejercicio físico, dejar de fumar en grupo, son otras alternativas de apoyo a la conducta de dejar de fumar...

Las actividades diferentes ayudarán al fumador a que su conducta antitabáquica pueda ser más llevadera, a sustituir algo que se hacía (fumar) por otra actividad sustitutoria.

CONTROL ALIMENTARIO

La compensación positiva por dejar de fumar

¿Sabe por qué es fácil que incremente su apetito y guste de comer más con el peligro de engordar? Eso se debe a una ley de compensación psicológica que podríamos establecer como «al dejar de hacer algo se tiende a suplirlo por otra cosa», máxime cuando de lo que se trata es de acciones muy implicadas con necesidades de tipo orgánico. Y en este caso son dos: el

> El apetito tiene una dimensión no sólo física sino psicológica.

tabaco en su relación con la nicotina y la dependencia que establece, y la comida como fuente básica de energía humana.

Usted corre el peligro de comer más porque tiende a suplir fumar por comer; también lo podría suplir, si es bebedor de alcohol, por beber más, por ejemplo.

Esto, que obedece a una ley de compensación psicológica, puede hacer que cuando deja de fumar potencie este lado negativo: dejo de fumar y como, dejo de fumar y bebo, dejo de... y... Pero, ¿no podría usted invertir esa ley de compensación negativa hacia una ley de compensación positiva? Es decir, en vez de «por dejar de fumar como más», establecer la conducta de comer menos. En vez de beber más, establecer la conducta de «por dejar de fumar beberé menos»...

Es curioso que en este sentido de la compensación psicológica positiva por dejar de fumar pueda incluso perder ese peso de más que pueda tener, mantenerse, o incluso en el otro sentido aprovechar para tomar un poquitín de peso, si es eso lo que le interesa...

Busque el lado bueno de las cosas y ahora es momento del control alimentario.

El apetito

El apetito es una situación de sensación orgánica y psicológica que prepara al organismo para el abastecimiento calórico, vitamínico, etc. El apetito puede estar condicionado a diversas situaciones psicológicas. Los niños pequeños con su apetito pueden llamar la atención de los adultos. A veces, los medicamentos con los niños no dan el resultado directo de comer más y mejor. Sin embargo, muchas veces a través del amor y el afecto podemos hacer que un niño coma más. Los adolescentes pueden llamar la atención a través de lo que se denomina anorexia y llegar a grados de desnutrición realmente peligrosos, y esto tiene un componente puramente psicológico.

> Controle los alimentos y bebidas que contengan exceso de grasas, azúcares y alcohol.

Nosotros, aunque no en el sentido patológico anteriormente descrito, también podemos, al dejar de fumar, condicionar nuestro apetito a través del propósito y el rigor en la forma de alimentarnos.

Esa ley de «Dejo de fumar y controlo mi alimentación», exige de usted método.

21 consejos para el control alimentario

1. No deje de unir al control alimentario los ejercicios físicos y deportivos. Los esfuerzos prolongados en el tiempo, si lo que quiere es perder grasa, son más efectivos que los breves y cortos (marcha, natación, ciclismo frente a levantar pesas, una carrera de 100 metros lisos, salto del potro...).

> Debe recordar que el control alimentario no va a ser un estorbo en sus intenciones por dejar de fumar, sino todo lo contrario: le motivará porque estará entretenido con otras cuestiones y el tabaco perderá por sí mismo fuerza...

2. Si quiere mantenerse controle no comer más, pero si lo que desea es perder peso, aproveche ahora a quemar calorías a base de un esfuerzo físico mayor. Es hora de cambiar de hábitos e incrementar el movimiento corporal.

3. No piense que al dejar de fumar le costará más otra cosa como es el control alimentario. Sencillamente sucede lo contrario, ya que usted está entretenido con otra cosa.

4. No le hablamos aquí de que usted comience a realizar ningún tipo de dieta alimentaria. Esto normalmente falla. Es muy importante que

usted parta de la idea de que el control alimentario es una manera de educación en la manera de alimentarse. A veces, nos tenemos que reeducar en nuestros hábitos. Nuestra propuesta debe hacerla no bajo la idea de dieta sino de autoeducación y control en lo alimentario...

> Para dejar de fumar le sugerimos que adquiera buenos hábitos alimentarios.

5. Trate de metabolizar las grasas, y no las consuma en exceso. Se dice que en nuestra cultura consumimos muchas grasas, azúcares y alcohol, lo cual produce un efecto de descompensación en nuestro organismo: engordamos.

Controle los embutidos, el queso, el pan, la mantequilla, el exceso de carne. Cuando cocine procure usar métodos a la brasa y menos fritos y rebozados. Controle la nata y la mayonesa, el exceso de pastas, casi todos los productos de pastelería, golosinas, etc.

> No se trata de que usted no coma bien, todo lo contrario, procure que su dieta sea lo más variada posible.

No coma en cualquier momento. Sin embargo, es bueno que a cambio incremente el consumo de verduras, incluida las patatas (no fritas). Al consumir carne, procurar que sea carne magra... Lo que le estamos sugiriendo no es una dieta, sino un estilo de comer más acorde con lo que el cuerpo reclama para tener una buena naturaleza. Se trata de comer sano aprovechando que no fuma. Esto es un tiempo que dedica a su salud y se lo quita a lo que antes hacía mientras fumaba.

6. Controle el exceso de comida. Usted debe controlar en su dieta tres factores:
   1) La cantidad que consume.
   2) La calidad de lo que consume.
   3) Cuándo lo consume.

   En estos tres factores está el éxito de una buena alimentación: cuándo, cuánto, qué... comer.

7. Debe lograr una dieta equilibrada. Esto se logra con una buena información que puede adquirir leyendo obras especializadas o mediante un apoyo de educación sanitaria con su médico. La dieta equilibrada también requiere de la puesta a diario de nuevos hábitos. Romper con lo que se hacía o mejorar lo que ya practicábamos...

   > Una educación alimentaria equilibrada atiende a tres factores:
   > * Cuándo comer.
   > * Cuánto comer.
   > * Qué comer.

8. No se someta a dietas tiránicas, adquiera un estilo alimentario nuevo. Procure que lo que coma sea variado. Controle la ingesta de grasas, la condimentación de las comidas con sal y también lo dulce; consuma

   > Cuando deje de fumar, por favor, no incremente su ingesta.

productos integrados, muchas verduras, patatas y frutas. Evite las proteínas de origen animal. Beba con prudencia principalmente todo aquello que contenga alcohol. El modo de preparar los alimentos que sea de forma que no pierdan las características nutritivas.

> Para perder algo de peso no hay nada como incrementar la actividad física y controlar el consumo calórico.

9. El objetivo fundamental cuando deje de fumar es que no ingiera más grasas de las que debe consumir a diario, evitando así la acumulación. Y si quiere perder grasas, incremente su actividad física para que la quema de calorías sea mayor.

10. ¿Qué productos debe hacer que aparezcan en su dieta diaria con más frecuencia? Leche y sus derivados; carne, pollo o huevo; pescado. Cereales; legumbres; pastas o patatas; aceites vegetales; frutas variadas; verduras y hortalizas.

> Incremente en su alimentación los hidratos de carbono y baje las grasas.

11. Evite la alimentación excesiva y también la alimentación deficiente. Tome medidas de control de su peso. Como norma, pésese una vez a la semana. Consuma más hidratos de carbonos y menos grasas. Dé mucha importancia a los alimentos con vitaminas y sales minerales.

12. Los dulces, el chocolate... no están prohibidos. Lo que sí se recomienda es que no se consuman

en exceso... Es decir, coma de todo pero de un modo equilibrado...

13. Si un día hace un exceso, eso no importa si vuelve a establecer un control alimentario equilibrado y lo mantiene en el tiempo.

> Si un día hace un exceso y luego vuelve a un control normal, no pasa nada, incluso es bueno romper el ritmo.

14. Una dieta más rigurosa, para perder peso, la puede hacer unos días al mes, pero de modo dirigido por especialistas.

15. Disfrute de su comida, sea sosegado y feliz mientras come...

16. Su peso ideal se establece con un cálculo. Su talla en centímetros menos cien. Si usted pesa de un

> Peso ideal = Talla cm−100. Un 10 a un 15% por encima de este peso comienza a considerarse sobrepeso.

10 a un 15 por 100 más de ese cálculo de su peso ideal, piense que tiene sobrepeso y no es malo que al dejar de fumar aproveche para perder el exceso y regular su dieta alimenticia...

> Usted debe adquirir automatismo en la forma de alimentarse.

17. Comer equilibradamente para lograr nuestro peso normal debe hacerse mediante un buen hábito en educación dietética. Podríamos decir que esa educación dietética debemos hacerla

una costumbre de modo que se automatice y constituya una segunda naturaleza... Hay que disfrutar de todas las cosas, lo único que se nos pide es mesura...

18. Hay que saborear las cosas, masticar lentamente, o sea al comer debemos tener buenas costumbres pues ello influye en nuestra salud.

19. No varíe su modo de comer de un día para otro, hágalo paulatinamente, de tal modo que su cambio sea flexible y gradual. Comience ese cambio paulatino el día siguiente a dejar de fumar, así estará ocupado en otra cosa. Si el cambio lo hace muy radical, y sin una preparación previa, mayor peligro tiene de volver a caer en el exceso alimentario. Sucede igual que con el tabaco: cuanto más impulsivo y menos conscientes seamos de lo que hacemos, con más facilidad caeremos nuevamente en fumar.

> Como en todas las cosas de la vida, sea usted moderado, haga las cosas con mesura y equilibrio, sea consciente de lo que hace, por qué lo hace y cómo lo hace. Es la clave para comer bien y correcto.

20. Si lo que desea es reducir peso, plantee metas y objetivos graduados. Piense que el tema del sobrepeso no se puede solucionar en un momento, es cuestión de tiempo y paciencia.

21. Si consigue adelgazar con alguna dieta controlada médicamente vuelva a comer más de modo graduado y sabiendo lo que hace o fácilmente volverá su problema de sobrepeso.

La alimentación no sólo afecta al cuerpo, sino también a la mente

Podríamos decir que la alimentación tiene connotaciones claramente somatopsíquicas y psicosomáticas. O sea, comer influye en la mente y la mente influye en el comer. Las sensaciones como el hambre, la sed, la saciedad, están controladas vía sistema nervioso.

Podríamos poner mil ejemplos de esta mutua influencia una anécdota clásica es la falta de apetito que experimentan los jóvenes enamorados. La propia imagen en los adolescentes, fundamental en su entorno social, redunda en un control alimentario, que en no pocos casos se han tornado un problema de anorexia.

> El consumo alimentario está muy en relación con el estado de ánimo, la afectividad, los sentimientos y otros factores.

Los niños pequeños utilizan la alimentación para llamar la atención de los adultos. Hay personas que comen más cuanto más fuentes de preocupación padecen o, todo lo contrario, se come menos cuanto más disgustos personales tienen.

Está muy claro que alimentarse no sólo tiene valor para el organismo, en el sentido nutritivo, sino también psicológico. Comemos también con nuestra mente, pues comer tiene valor psicológico.

> Es muy importante, como resumen a este tema de los hábitos inadecuados, pensar lo mismo con otros hábitos que nos compensan de no fumar, y que usted debe saber cuáles son y vigilarlos. Esto puede suceder con el consumo de alcohol u otras situaciones negativas. ¡Tenga cuidado...!

Por eso comer de modo equilibrado, aprender a comer, es posible con el propósito y la información. Al dejar de fumar tenemos que lograr que comer no sea una conducta de compensación por dejar de hacer algo.

> Comer puede llegar a ser una conducta compensatoria por no fumar: ¡ojo con esto!

Si usted deja de fumar y desea no engordar siga los consejos que aquí le hemos dado.

SOFROLOGÍA

El control de la propia tensión

Es normal que usted utilizara el cigarrillo para el manejo de mil circunstancias, y que poco a poco se tornara una especie de muletilla en sus cosas cotidianas. Ahora que ha dejado de apoyarse en algo tan peligroso le recomendamos que sustituya el cigarrillo por otras cosas.

> Sustituya el cigarrillo por otras cosas.

Cuando note cierta tensión o necesidad de fumar, o simplemente quiera descansar, utilice ciertas técnicas como la sofrología. Le enseñaremos una forma de relajarse.

¿Qué es la sofrología...?

La sofrología es una técnica milenaria usada en la antigüedad en Oriente, y que con el paso del tiempo se ha constituido en un procedimiento muy sofisticado que ayuda al control y al bienestar corporal.

La palabra sofrología, o nivel de conciencia sofroliminal, indica un estado en el que logramos eliminar tensión de nuestro cuerpo y estar en un estado atensional consciente, que permite no sólo el bienestar físico sino también el mental o psicológico. O sea, que es un estado consciente que se diferencia absolutamente del estado de sueño.

La tensión es un hecho físico y biológico que está regulado por el sistema nervioso y que nos permite vivir de modo activo. Las técnicas sofrológicas lo que tienden es, a través de la mente y usando el sistema nervioso, a bajar esa tensión vital a un nivel que se denomina sofroliminal, que en realidad es un estado de conciencia especial. Aprender a bajar la tensión corporal no es algo que se pueda realizar de inmediato, es necesario ir paulatinamente aprendiendo a lograr ese estado sofroliminal.

Nosotros, además de intentar llegar a ese estado, también queremos que cuando se relaje usted se sugestione en relación al tabaco y se reafirme en su postura de no fumar. Queremos que controle sus deseos de nicotina a través de la relajación y cierto nivel de meditación.

Use la relajación para controlar su irritabilidad, la ansiedad, la fatiga, el malestar que le pueda producir haber dejado de fumar. Haga uso de estas técnicas para controlarse a usted mismo frente al consumo del tabaco...

Bajar la tensión de modo consciente es posible precisamente gracias a las técnicas que nos enseña la relajación. Usted puede emplear la relajación para reafirmar su conducta de no fumar.

La tensión es una realidad biológica que nos permite vivir activos, el exceso se torna un problema de estrés.

La sofrología es una técnica muy antigua que ayuda al bienestar mental y físico.

Técnicas de relajación en 22 pasos...

1. En primer lugar, aprenda a relajarse en un lugar y un tiempo adecuados. Debe decidir si se relaja durante diez o veinte minutos. Al principio es necesario que el lugar donde se relaja sea

> Relajarse es un aprendizaje que requiere de usted entrenamiento.

el adecuado, es decir, elija un lugar donde esté solamente usted, y procure que nadie le moleste. Estas son condiciones necesarias al principio del entrenamiento sofrológico.

Piense que una vez domine esta técnica podrá aplicarla de manera más automática en un breve espacio de tiempo, y quizá en cualquier lugar y situación aunque no sea propiamen-

> La relajación puede aplicarla a contextos diversos donde antes utilizaba el cigarrillo.

te la correcta para llegar al estado sofroliminal. Es justo, cuando domine estas situaciones, el momento en que mejor podrá aplicarla a los mil contextos en los que antes usaba el cigarrillo.

Ahora aprenda a desconectarse y apoyarse en la relajación. Cada vez que sienta un estado de ánimo

> La relajación tiene diversos grados de experiencias, nosotros le proponemos varias.

negativo, o tenga deseos de fumar, aplique la relajación.

2. En principio lo ideal para usted es que el lugar que elija para relajarse tenga las condiciones oportunas para lograrlo.

    Es decir, que la temperatura sea agradable ni por defecto de calor ni por exceso. Adopte si es posible la posición horizontal, tumbado sobre una colchoneta, o en el cuarto donde usted duerme, sobre la cama. Apoye la cabeza sobre una pequeña almohadilla, extienda los brazos a lo largo del cuerpo, apoyándolos sobre el sitio donde usted yace, de tal modo que su sensación sea la de descanso, de comodidad.

    Procure que su entorno sea propicio para lograr la relajación: temperatura, silencio, comodidad...

    Usted tendrá una situación propicia para la relajación cuando esté cómodo.

    Con esto usted inicia el viaje hacia el estado sofroliminal; esta misma postura corporal ejerce sobre todo su cuerpo una bajada de tensión.

3. Elimine todo lo que pueda los estímulos del exterior, de tal manera que quede sumergido sobre sí mismo y sus estímulos internos. Es decir, logre cierta semioscuridad en torno a usted, evite que le lleguen ruidos externos y evite a toda costa que le interrumpan a lo largo de todo el proceso de relajación.

4. Debe quedarle muy claro que la relajación tiene diversos grados de experiencias. El primer gra-

do que debe lograr es el de bajar su tensión corporal. Así que primeramente tendrá que aprender a descargar la tensión muscular. Una vez aprendido este grado, puede usar niveles sugestivos personales para trabajar la relajación en su beneficio psicológico interior...

> En relajación lo que debemos aprender es a NO HACER.

5. Comenzamos, pues, una relajación de tipo muscular. La relajación corporal tiene una dirección. Es decir, nos relajamos desde la cabeza hasta los pies, y en esa dirección.

> Lo primero que debe usted aprender a eliminar es el exceso de tensión física, por tanto su relajación primera debe ser muscular...

6. No hay mejor manera de eliminar los estímulos externos que comenzar haciendo aquello que todos los días realizamos para dormir, es decir, cerrar los ojos. Cuando hacemos esto nos sumergimos en el mundo de la semioscuridad, regresamos al estado de nirvana, al mundo de la no-acción.

> Relajarse no es dormirse.

La relajación es fundamentalmente el ejercicio de no-hacer, o del dejar-de-hacer. Si usted entiende este concepto, verdaderamente estará aprendiendo algo muy importante para lograr una relajación eficiente. Relajarse es aprender a dejar-de-hacer.

Deje que su naturaleza tome automáticamente el rumbo de usted mismo. Cierre los ojos. Sumérjase en la oscuridad y autoobsérvese. Existe una diferencia entre el cerrar los ojos para relajarnos y el cerrar los ojos para dormir. En uno estamos contemplativos hacia nosotros mismos (relajación), y en el otro no, desconectamos de todo mundo consciente y nos sumergimos hacia la inconsciencia, el sistema reticular nos desconexiona (dormir).

> Después de cerrar los ojos Imagine un punto luminoso a unos centímetros de su frente.

> La técnica que vamos a seguir es la de: TENSAR-RELAJAR.

Logre no dormirse cuando esté relajándose. La relajación comienza con una contemplación al cerrar los ojos...

7. La relajación debe ser un proceso semidirigido por intenciones y técnicas. Una vez que cierre los ojos debe desear que delante de usted aparezca una especie de punto luminoso que se situará a unos centímetros de su mente.

    El ser humano es un ser psíquico con numerosos poderes imaginativos. Podemos construir imágenes mentales y usarlas de modo subjetivo. Usted tiene que ir dirigiendo su atención hacia diversas zonas corporales para bajar el tono muscular, o sea la tensión de los músculos de su cuerpo.

8. Si usted hace consciente su tensión muscular podrá bajar mejor el tono tensional. Así que le sugerimos que cuando usted mentalmente centre su atención en una zona de su cuerpo, debe procurar vivir en él una situación de

> La dirección de relajación va desde la cabeza a los pies.

tensión para luego relajarse e ir bajando esa tensión todo lo que pueda. Y esta es la clave de la relajación puramente corporal. Tense y luego relaje. Dos momentos fundamentales a lo largo de sus ejercicios sofrológicos. Debe lograr siempre interiormente

> Para la relajación cuente el compas de relajar-tensar en tiempos de segundo: 1, 2, 3, 4, 5.

un estado sereno, pacífico y de disfrute con usted mismo...

9. El segundo momento de concentración después del punto luminoso que abre su frente hacia un estado de contemplación singular es centrarse en la cabeza. Trabaje por zonas la baja de tensión de la *cabeza:*

Cuero cabelludo

- El cuero cabelludo es la parte primera sobre la que comenzaremos nuestra técnica de relajación: tensar-relajar. Tensando la frente hacia arriba, arrugándola, sabe que puede lograr tensar el cuero cabelludo. Mantenga tensada la frente hacia arriba contemplando la tensión que se produce en el cuero cabelludo; cuente: 1, 2, 3, 4, 5 en ritmo de segundos, manteniendo esa tensión, y luego relaje la frente de modo que el cuero cabelludo quede sin tensión. Logre relajarse también contando a ritmo de segundos: 1, 2, 3, 4, 5 y en cada cuenta ir eliminando más tensión de esa zona. Esta es la técnica básica que usted debe seguir: 1) Vivir-Tensión: 1, 2, 3, 4, 5 en segundos; 2) Vivir-Distensión en segundos: 1, 2, 3, 4, 5, para todas las zonas corporales que ahora le vamos a ir indicando, y que usted debe aprenderse de memoria para luego ejercitarlas en el silencio de su cuarto...

> Se le pide tensar y relajar cada zona corporal para que tome conciencia mayor de la bajada de tensión de sus músculos.

> Procure siempre hacer breves repasos de la zona que relaja...

Los ojos y la frente

- Ahora se centrará sobre la frente. Arrugue su frente pero ahora centrándose en la tensión que existe alrededor de la frente. Cuente: 1, 2, 3, 4, 5 y luego relaje esa zona. Cuente: 1, 2, 3, 4, 5 y relaje. Siempre profundizando la baja de tensión.

- Ahora centre su atención en los ojos. Apriete los ojos tensionándolos y tomando conciencia de la tensión de los ojos. Cuente: 1, 2, 3, 4, 5 y luego relájelos. Cuente: 1, 2, 3, 4, 5.

La nariz y la boca

- Ahora se centrará sobre la zona de la nariz. Arrugue la nariz notando la tensión que se genera en esa parte. Cuente: 1, 2, 3, 4, 5 y luego relaje esa zona cada vez más. Cuente: 1, 2, 3, 4, 5.
- Ahora céntrese en la boca apretando la mandíbula, dientes contra dientes, note la tensión (1, 2, 3, 4, 5) y relájese (1, 2, 3, 4, 5)...
  Haga un repaso a la relajación que ha realizado en todas esas zonas, no es necesario que vuelva a tensionar esas partes. Simplemente haga un repaso bajando la tensión de todas las zonas de la cabeza: relaje su cara bajando al máximo la tensión, y siempre un poquito más; baje la tensión de la frente: más, un poco más...; baje la tensión de las cejas y las partes que rodean a los ojos. Más,

> Si usted relaja la nuca, logrará que la circulación mejore.

un poco más...; relaje la boca semiabriéndola, descargando la tensión de las mandíbulas. Más, un poco más...

10. Ahora vamos a relajar la *nuca-cuello-hombros,* prestando atención diferencial a cada una de esta zonas. Siguiendo el mismo proceso de tensionar-relajar.

La nuca y el cuello

Siguiendo un proceso lógico de influencia psíquica y somática usted debe saber que si actúa sobre la zona de la nuca relajándola la sangre fluirá mejor hacia el cerebro. Esto obrará en el bienestar general de su cuerpo de una manera notable. Un mejor riego sanguíneo de su cerebro producirá un bienestar general notable.

> Para que la relajación sea completa debe incluir otras experiencias no puramente musculares.

La nuca

Concentre su atención en la nuca. Ya sabe que debe tomar conciencia de la tensión de la nuca. Para tensionar la nuca apriete la barbilla contra su pecho. Sienta la tensión de la nuca. Cuente: 1, 2, 3, 4, 5 y luego trate de relajarla aflojando la presión de la barbilla y soltando los músculos de la nuca. Haga pequeños movimientos con el cuello. Cuente: 1, 2, 3, 4, 5 y relaje su nuca lo máximo posible...

Cuello

Extienda esa sensación a toda la zona del cuello haciendo esos movimientos suaves, incluso hacia atrás y hacia delante. Gire la cabeza suavemente relajando el cuello hacia un lado y hacia el otro...

11.   Ahora debe concentrarse en los *hombros, brazos y manos*.

Los hombros

Concentre su tensión en los hombros. Tensione los hombros hacia arriba y tome conciencia de la tensión (1, 2, 3, 4, 5). Ahora déjelos sueltos. Que los hombros caigan sobre su peso y relájelos (1, 2, 3, 4, 5).

Los brazos y las manos

Concéntrese en los brazos. Ponga rígidos los brazos y cierre el puño, sienta la tensión (1, 2, 3, 4, 5), y luego relájese abriendo el puño y dejando flácidos los brazos hasta que no tenga tensión (1, 2, 3, 4, 5). Trate de eliminar desde los hombros hasta los dedos de la mano toda la tensión que pueda.

12. En este punto haga un pequeño y rápido repaso a todas las zonas relajadas, pero ahora sólo intentando bajar la tensión.

13. Ahora deberá eliminar la tensión de la *espalda, caderas y nalgas* del mismo modo que venimos actuando.

La espalda

Fije la atención en la espalda. Tensione la espalda haciendo presión sobre las paletillas, de tal modo que se incremente la tensión sobre esta zona (1, 2, 3, 4, 5), y ahora afloje esa tensión, relajando cada músculo de esta zona (1, 2, 3, 4, 5).

Caderas

Sobre las caderas tome conciencia de la tensión de esta zona (1, 2, 3, 4, 5) y relaje cada músculo (1, 2, 3, 4, 5).

Las nalgas

Apriete las nalgas y sienta la tensión de esta zona (1, 2, 3, 4, 5) y ahora relájelas todo lo que pueda (1, 2, 3, 4, 5).

14. Ahora nos ocuparemos de la zona del *pecho* y el *estómago*.

El pecho

Concéntrese en la tensión de su pecho (1, 2, 3, 4, 5) y relájese (1, 2, 3, 4, 5).

El estómago

Meta hacia dentro el estómago sintiendo la tensión de esta zona (1, 2, 3, 4, 5) y ahora relaje el estómago todo lo que pueda (1, 2, 3, 4, 5).

15.   Ahora relaje las *piernas* y los *pies.*

Las piernas

Apriete las piernas hasta que estén muy tensas (1, 2, 3, 4, 5) y ahora lentamente relájelas (1, 2, 3, 4, 5).

Los pies

Ponga tensos los pies hasta que los sienta en tensión (1, 2, 3, 4, 5) y luego relájelos con pequeños movimientos circulares, quitando toda la tensión (1, 2, 3, 4, 5).

16.   Haga un repaso general de la relajación nuevamente, intentando bajar la tensión corporal de todas esas zonas lo máximo que pueda.

En estos puntos básicos consistiría una relajación de tipo puramente muscular; a partir de este instante, la relajación debe incluir otras experiencias básicas que nos permitan llegar al estado sofroliminal.

17. Aprender a respirar es una experiencia de relajación fundamental. Debemos respirar por la nariz a lo largo de todo el proceso de tal modo que se haga con profundidad y sintiendo en todo momento el aire que respiramos. Hay dos momentos:

    1) Inspiración: El aire penetra por la nariz fresco; tenemos que notarlo en las fosas nasales y retenerlo en nuestro interior unos instantes.

    2) Espiración: Arrojamos el aire hacia fuera, por las fosas nasales corre un aire caliente o tibio, arrojándolo todo en profundidad. Repetimos así el ciclo de la respiración.

18. Usted puede provocar vasodilatación en todo su organismo a través de experiencias subjetivas, pero que de alguna manera influyen sobre todo su organismo. Por ejemplo, puede comenzar por su brazo derecho o izquierdo imaginando que es muy pesado (o también puede hacerlo imaginando que no pesa nada). Para ayudarse tiene que emplear su imaginación o representarse algo muy pesado o muy ligero, y esto aplicándolo a su vivencia de peso o de falta de peso.

Cuando inicie esta actividad imaginativa y sienta de verdad esa sensación en un brazo, extiéndalo al otro, y luego al resto del cuerpo. Sienta finalmente todo su cuerpo, o muy pesado o muy ligero.

Se producirán por todas partes vasodilataciones, y seguramente sienta como un hormigueo. Esta es la mejor sensación para que sepa si está haciendo bien esta vivencia. Usted mejorará así su riego sanguíneo.

> Hay que ser muy consciente de dos momentos en la respiración, muy importantes para relajarse.

19. Puede intentar sentir y escuchar los latidos de su corazón y relajarse con él. Sepa que el primer sonido que un ser humano escucha en el seno materno es el latido del corazón de la madre.

20. Ahora deberá concentrarse en la boca del estómago, en el plexo solar. Ahí existe una encrucijada del sistema nervioso vegetativo, al intentar influir sobre él vivimos una sensación de relajación muy profunda.

> Recuerde que la relajación es una técnica muy importante para el control tabáquico.

Al concentrarnos en la boca del estómago tenemos que imaginar un suave calor y esta sensación deberemos extenderla al resto del cuerpo. Esta sensación reclama mucha experiencia, por lo que deberá ser paciente hasta lograrla bien.

21.	La última experiencia que le proponemos es que mantenga caliente su cuerpo a la vez que su frente debe estar fría, fresca. Para ello, le aconsejamos que imagine situaciones de frescor. Unas gotas de agua fría sobre la frente. Un hielo que se desliza suavemente sobre la piel de la frente. Y todas aquellas imágenes que usted pueda evocar.

> La vivencia de peso o ausencia de él pretende mediante esta influencia sugestiva provocar vasodilataciones.

22.	Salir de la relajación, siempre de un modo progresivo respirando más fuerte, moviéndose poco a poco hasta que al final abra los ojos.

Relajación y tabaco

Si usted aprende los 22 pasos de relajación anteriormente descritos, haciéndolos acompasadamente y cada vez de modo más automático, habrá aprendido una técnica muy útil para cualquier situación de tensión. La relajación en personas entrenadas puede lograrse en cuestión de segundos. No hay nada que se oponga más a la relajación que el consumo del tabaco, pues una de las fuentes básicas precisamente es la respiración.

> La relajación en los bebés es un proceso natural que tiene mucho que ver con lo que queremos lograr en los adultos.

Aplique esta técnica cada vez que por no fumar esté
tenso y al mismo tiempo
asocie esta experiencia a su
nueva vida de ex fumador,
reafirmándose en ello.

Mantenga caliente su cuerpo
y fría su frente.

AUTOMASAJE

Automasaje

El masaje simboliza el tacto y es una buena terapia contra cualquier situación de tensión. Por eso es bueno que demos algunas normas sobre masajes, pues beneficiará el bienestar corporal del ex fumador. Simplemente es una terapia física de ayuda contra el estrés.

Automasaje en 10 pasos

1. Como en la relajación, comenzaremos por masajear las zonas más altas y terminaremos con las más bajas.
   Comenzaremos por la frente. Con la yema de los dedos y apoyando las dos manos sobre los laterales de las sienes haremos girar nuestros dedos masajeando la frente, con suavidad, haciendo pequeñas presiones y de modo circular.

   > El masaje es una terapia física que podemos aplicar a nuestro cuerpo para lograr ciertos grados de bienestar.

2. Masaje del entrecejo. Con el mismo apoyo de las manos que en el ejercicio anterior, puede peinar desde el entrecejo hacia fuera esta parte

y las cejas, con refriega de las yemas de los dedos.

3. Ahora también con las yemas de los dedos y en la misma posición de manos de los ejercicios anteriores vaya, desde el centro de la frente, por el lateral de las sienes hacia abajo, presionando con las manos más abajo de las orejas.

> Para los masajes se emplean los dedos como herramientas principales.

4. Los masajes con las manos se pueden dar de muchas maneras; algunas técnicas básicas hablan de amasar con los dedos, producir pequeñas vibraciones, girar y frotar con los dedos, rozar friccionando, etc.

En este cuarto punto vamos a ver cómo masajear el cuero cabelludo. Para ello coloque los dedos de las manos sobre la frente introduciéndolos en el cuero cabelludo, en forma de rastrillo, intercalando movimientos de adelante y atrás; presione ligeramente el cuero cabelludo.

> Use los dedos y las manos para amasar, presionar y hacer pequeñas vibraciones.

5. Cierre los ojos y, poniendo los dedos sobre ellos, gire los dedos presionando muy suavemente y vaya bajando con este movimiento en dirección a los pómulos, siga hasta las mejillas y desde éstas hasta la comisura de la boca.

6. Para relajar la nuca y todo el cuello, primero haga pequeños giros circulatorios con el cuello, afectando a la nuca. Luego cuelgue sus dos

manos sobre la nuca y presione con los dedos suavemente sobre esa zona. Aquí imagínese que está amasando pan, y luego continúe con esos pequeños giros del cuello, y otro momento simplemente echando hacia atrás la nuca mientras la masajea con los dedos. Aproveche para respirar profundamente.

> Iremos con el masaje en una dirección parecida a la de la relajación, de la cabeza a los pies.

7. Las sustancias de albahaca, cedro, enebro, geranio, manzanilla, menta, etc., son buenos para acompañar a los masajes corporales.

También puede usar aceites de uso infantil. Los brazos y los hombros se pueden masajear usando una mano sobre el otro brazo y mano. Cruce la mano derecha colgándola

> Los aceites y otras sustancias naturales apoyan los masajes.

del hombro izquierdo y presione los músculos que quedan por debajo de la mano. Mueva la mano por el hombro y bájelo masajeando, ablandando, amasando lo que queda por debajo de la mano y vaya en dirección al brazo, baje a lo largo del brazo hasta la muñeca y siga masajeando hasta llegar a la mano y dedos. Repita esta acción con la otra mano y con el otro hombro, brazo y mano.

8. Ahora nos centraremos en un masaje en el abdomen y las caderas. Ponga sus manos en las

caderas, con los dedos hacia adelante. Haga círculos con las manos mientras presiona, dirija su masaje en movimientos hacia el abdomen. Cuando esté en el abdomen suba hacia arriba hasta llegar al pecho. Y desde este punto deshaga todo el camino recorrido hasta llegar a la posición de manos en las caderas...

> Los ejercicios: primero entiéndalos, segundo experiméntelos y luego realícelos con frecuencia.

9. Caderas y riñones. Coloque las manos en las caderas con las puntas de los dedos mirando hacia la espina dorsal. Con los dedos presione ligeramente masajeando de manera circular. Vaya rodeando con esos movimientos las caderas separando las puntas de los dedos y uniéndolos desde el centro de la espina dorsal hasta los laterales.

10. Las manos se pueden masajear frotando unas contra otras o peinando una a la otra en movimientos de adelante y atrás.

CUATRO

REFLEJOTERAPIA

Reflejoterapia

Las técnicas que se refieren a la estimulación de los pies se llaman reflejoterapia; esta ciencia argumenta que si influimos sobre nuestros pies, estimulándolos, lo hacemos sobre otras partes de nuestro organismo, pues los pies reflejan muchos de nuestros aparatos y órganos gracias al sistema nervioso.

> La reflejoterapia trata de observar la topografía de los pies y los reflejos nerviosos en términos de influencia.

La reflejoterapia tiene localizadas muchas zonas de influjos corporales en la topografía del pie. Bien sea por la parte de la planta como por la zona superior.

Nosotros le recomendamos que adquiera una obra especializada donde figuren planos sobre esas topografías y las incluya usted dentro de esa actividades que mejorarán su bienestar físico.

> Estudie primero los ejercicios y luego aplíquelos.

La reflejoterapia en 11 pasos

1. La posición. Ponga un pie sobre la rodilla de la otra pierna. Sitúe una mano en el tobillo y con la otra masajee su pie estimulándolo, primero

con un pie y luego cambiando todo hacia el otro. Emplee el dedo pulgar de su mano de forma que recuerde al movimiento de una lombriz. Ahora le queda localizar zonas de los pies que estimulen diversos órganos y aparatos de su cuerpo en un sentido reflejo.

El nombre de reflejoterapia viene precisamente de esos reflejos que se producen por vía nerviosa desde el pie a cualquier zona corporal al estimular parte de ellos. Se dice que existen en cada pie unas 62.000 terminales nerviosas.

2. En la yema del dedo gordo del pie se localiza el reflejo de la cabeza. Tanto en el pie derecho como en el izquierdo. Si nos fijamos en la yema del dedo gordo del pie, en la parte más alta localizamos el cerebro y la cara; en el medio hacia abajo la zona cerebelosa y la nuca, y en la zona de la yema del dedo gordo que se une con el pie, el comienzo de la columna vertebral. Masajee estos puntos e influirá beneficiosamente sobre esas zonas corporales.

La reflejoterapia pide saber en qué lugar preciso se proyectan los aparatos y órganos diferentes en los pies, en términos de reflejos o puntos nerviosos. Los puntos que le describimos aquí están relacionados con muchas zonas corporales diferentes.

3. Siguiendo el perfil interno de los pies, desde el interior de los mismos y desde el perfil, comenzando en el dedo gordo hasta la planta se locali-

za la columna vertebral; estimulando esta zona estimulamos nuestra columna vertebral. Diferenciándose en el recorrido la columna vertebral: cervicales, dorsales, lumbares y las sacrocóccix...

4. El plexo solar está localizado de modo reflejo en la planta del pie hacia el centro de la

> El modo de estimular el pie se hace normalmente con la punta del dedo gordo en movimientos de lombriz.

planta. Estimulando este punto, estimulamos el plexo solar.

5. En el lateral de la yema del dedo gordo encontramos reflejadas las sienes y más abajo, hacia la unión con el pie, la mandíbula. Estimulando esta zona del pie lo reflejaremos en esas partes del cuerpo.

6. En los tres dedos contiguos a la yema del dedo gordo encontramos localizados, por la parte alta de estas yemas, los dientes, y en la baja, los ojos.

7. Hacia la yema del dedo meñique, en la parte baja que lo une con el pie, encontramos el reflejo del oído.

8. La lengua se refleja por la parte superior del dedo gordo, por detrás de la uña y un poco alejado de ésta. La nariz tendría su reflejo un poco más atrás.

9. Por debajo del tobillo, y un poco hacia adelante de éste, encontramos reflejadas diversas partes del brazo: hombro, codo, antebrazo y mano.

10. Por la parte superior del pie, un poco por detrás de donde arrancan los dedos, hacia las uñas, se reflejan las costillas, y más atrás hacia el arranque de la pierna se proyecta, en elipse, el abdomen.

11. Los pulmones se localizan en la planta del pie hacia donde está el reflejo del plexo solar, en el centro, en una amplia área del mismo, y sobre estas zonas se superponen el corazón y la circulación.

Si usted tiene un mapa topográfico del pie con estas zonas orgánicas localizadas en forma de reflejos, o proyecciones nerviosas, podrá influir masajeando estos puntos y beneficiando su salud general. Esto es lo que más o menos nos dice la ciencia de la reflejoterapia.

> La reflejoterapia exige de usted mucha precisión en la forma de estimular las terminaciones nerviosas de los pies.

Aprenda estas técnicas corporales ahora que ha dejado de fumar y necesita bienestar y bajada de tensión.

CINCO

HIDROESTIMULACIÓN

Consideraciones

El agua tiene propiedades indirectas debidas a la presión, y su temperatura es capaz de generar energía. Las propiedades cinéticas del agua han sido experimentadas y usadas en muchas culturas antiguas (griegos, romanos, egipcios...). Y en la actualidad las propiedades cinéticas y térmicas del agua son también utilizadas como fuente de salud. Los baños turcos, los balnearios europeos... hacen uso de este poder.

> El agua, en cuanto a la cinética y la presión, es beneficiosa para la salud y el bienestar general.

La cultura occidental, tan amante del método científico, ha reunido en saberes y observaciones todos estos asuntos y ha denominado a esta disciplina hidroestimulación, para dar significación con el nombre a ese influjo cinético y térmico del agua que producen calidad de vida...

> El uso del agua, en el sentido de la hidroestimulación, es un viejo saber cultural.

Puesto que es una terapia benefactora para el ex fumador la hemos incluido dentro de las actividades alternativas como fuente de relajación corporal y motivo de desviación de la presión tabáquica...

Hidroestimulación en 6 pasos

1. Después de practicar algún deporte o hacer ejercicio físico le recomendamos una ducha de agua fría. El agua fría produce sobre el cuerpo una serie de reacciones haciendo que aumente la presión sanguínea: tonifica el sistema nervioso, produce vasodilataciones, ayuda al metabolismo, activa el corazón, la función cardiaca, hay reacciones de la piel hacia color rosado... Lógicamente, no todo el mundo soporta la reacción física que supone el agua fría, y esto pues debe usted graduarlo según su resistencia y posibilidades.

   Es necesario que emplee todas estas técnicas en relación a su conducta de no fumar.

   La temperatura y la presión son dos aspectos importantes de la estimulación con agua...

2. Cuando el baño es ducha, en hidroestimulación, se juega con el chorro de agua en la distancia que se aplica al cuerpo. La estimulación aquí obra en el sentido de la presión; también se obtienen efectos diferenciales cuando usted cambia el tipo de chorro que aplica a su cuerpo. Las duchas normalmente tienen diversas posiciones que permiten la salida del agua muy pulverizada, o la salida del agua en chorro grueso y masivo.

   Lo importante es darse cuenta de que el agua puede usarse para beneficio propio.

   Esto sabemos que produce en nosotros diversas sensaciones... Muchas veces son automatismos que realizamos cuando nos duchamos, pero la diferencia es hacerlo conscientemente y deseando producir un cierto efecto sobre zonas corporales muy determinadas...

3. Agarrar en el baño recipientes que contengan volúmenes de agua diferentes. Mucho volumen de agua, mediano volumen de agua, poco volumen de agua, y viértaselo sobre la cabeza, después

> El agua fría es de una fuerte influencia sobre el organismo. No todo el mundo soporta esta estimulación.

de elevarlo sobre sus hombros. Como hacen los niños cuando están en la playa con sus pequeños cubos de arena... Se producen reacciones diversas cuando se aplica sobre la cabeza o la espalda.

4. El uso de la esponja mientras se aplica una ducha tiene carácter de masaje; procure ir presionando con la esponja de tal modo que tonifique todos los músculos de su cuerpo. Comience de modo que forme ondas senoidales desde el abdomen... El agua por encima de los 37 grados en su calidad de templada es sedante y tónica para el cuerpo...

5. Si el tiempo lo permite use la piscina, el río o el mar. Ande por la playa en largos paseos pisando la arena con los pies desnudos y chapoteando al mismo tiempo el filo del agua; si puede, ande en forma de trote. Utilice el borde de la piscina para

realizar flexiones y mover las piernas con movimientos de aletas mientras se acerca y se aleja.

6. Programe actividades en el agua y haga sesiones de hidroestimulación, todas las semanas independientemente de la ducha periódica, que es el mejor momento para ser consciente de lo que aquí hemos desarrollado en una serie simplificada de puntos...

SEIS

OTRAS ACTIVIDADES

El deporte y la gimnasia

No vamos a desarrollar un manual de ejercicios físicos ni vamos a exponer aquí el modo de hacer un deporte determinado. Sin embargo, una pequeña reflexión sobre este asunto es fundamental, ya que quizá la actividad física sea una de las actividades alternativas más importantes que deba realizar cuando deje de fumar.

> Deporte y control alimentario son temas complementarios en relación al tema del tabaco.

La idea general es que usted sea moderado, flexible, vaya poco a poco haciendo una actividad física acorde con sus características físicas, su edad, complexión, dinámica personal, etc. Desde luego, deberá ser muy cuidadoso si no está acostumbrado al deporte y la ejercitación física. Esto lo puede controlar con su médico, y de modo general sabemos que existen estupendos manuales.

> El ejercicio físico debe ser moderado según sus personales características.

Si va a hacer deporte y está controlando la alimentación, correlacione estas dos circunstancias para que exista un equilibrio entre ellas. Sepa que con la actividad deportiva conseguirá una quema de calorías superior a la que le era habitual.

Una tabla de gimnasia suave recomendada por su médico junto a un control alimentario adecuado puede ser suficiente.

Quizá usted viva en un sitio abierto donde puede realizar todas las mañanas o a última hora de la tarde un circuito para pasear a buen paso, o quizá correr un trecho. Márquese usted mismo una meta y haga andando un circuito cada vez en menos tiempo.

Dejar de fumar en grupo añade motivación al tema que tratamos.

Quizá lo que le guste a usted sea nadar; aproveche esta ocasión y rompa su monotonía asistiendo periódicamente a la piscina más cercana a su vivienda, o a lo mejor le viene estupendo ir un tiempo a un gimnasio y practicar gimnasia con música y algo de danza...

Deje de fumar con un grupo de fumadores que deseen dejarlo.

Este es el mejor momento, después de dejar de fumar, para una actividad deportiva o de gimnasia. Anímese a romper con lo que hace habitualmente. Sea moderado y comience poco a poco, o corre el peligro de abandonarlo...

Dejar de fumar en grupo

Hemos incluido esta actividad como alternativa, quizá, por lo lúdico que resulta al ser humano hacer las cosas de modo colectivo. Los tratamientos contra el tabaquismo de tipo clínico, en centros especiales, utilizan esta técnica. Las personas dejan de fumar en grupo. Estos grupos ejercen una presión benéfica sobre cada individuo que compone estos núcleos de fumadores que pasan como compañero a ser ex fumadores.

Si usted ve que en su intento se encuentra de modo muy solitario dejando de fumar, quizá es el momento de que encuentre en su entorno otras personas que quieran dejar de fumar también.

Sigan en grupo las indicaciones de este libro.

Hable con ellos y trate de formar un grupo de fumadores que quieren dejar de fumar. Deben montar una base para trabajar este tema y quizá alguien que haga de organizador y convoque a la semana un tiempo de reunión para tratar sobre el tema del tabaco.

Nosotros proponemos a este grupo que siga las indicaciones dadas en esta obra:

- Que este grupo trabaje un nivel de información sobre el tabaquismo; los mismos componentes pueden preparar temas al respecto y dar al grupo como una especie de clases de información.

  El grupo de fumadores que lo dejan presiona sobre cada individuo.

- Que el grupo siga las cuatro fases ya descritas para dejar de fumar y exista un control de éste sobre la marcha de cada individuo. Y que se apoyen nuevos intentos antitabaco en caso de que algún miembro del grupo falle.

- Que el grupo defina sus propias actividades alternativas cuando dejen de fumar y establezcan una especie de compromiso en el tiempo para revisar y hacer fuerza contra el tema de las recaídas. Las actividades alternativas realizadas en grupo cohesionan a sus propios miembros para lograr el objetivo marcado, y sobre todo dan fuerza y motivación. Para dejar de fumar con éxito nada como hacerlo en grupo, aunque esto puede no ser necesario...

¡Anímese a dejar de fumar en grupo!

En la obra, todo lo que hemos ya expuesto es válido para enriquecer la actividad del grupo de fumadores a su paso para ser ex fumadores y luego mantenerse en la línea de no volver a fumar nunca más...

Otras actividades...

Las actividades alternativas que las personas pueden generar a partir de la conducta de dejar de fumar pueden ser realmente tan numerosas como personas existen que dejen de fumar. Es usted quien debe decidir cómo y qué hará, durante al menos un tiempo, para romper un poco con sus hábitos, con su modo cotidiano de vida, y facilitar así su salida del tabaco.

Es la hora de hacer un repaso.

Repaso general a las ideas más importantes para dejar de fumar

1. Fumar es una conducta que se puede eliminar, igual que aprendemos a fumar podemos aprender a dejar de fumar.

2. Debe conocer las consecuencias que en términos de salud implica fumar.

3. Más que por el temor a la enfermedad y la muerte, a largo plazo, usted debe dejar de fumar porque así mejorará su calidad de vida personal. Este es un gran motivo para dejar de fumar.

4. No se engañe, dejar de fumar no es fácil, pero millones de personas lo han dejado.

5. La idea de que no recaerá nuevamente en este hábito es más fundamental que dejar de fumar. Esto resulta de vital importancia para tener éxito en su proyecto.

6. Para poder dejar de fumar debe querer, sin esta actitud nada es posible. Lo primero que debe hacer es cambiar su pensamiento sobre el tabaco y sus consecuencias, con objetividad.

7. Una vez que esté seguro de que desea dejar de fumar debe encontrar una manera de motivarse, encontrar una alta motivación para dejar de fumar. Esta motivación es la base del éxito.

8. Recuerde que fumar no le afecta a usted sólo sino a las personas que están en su entorno. Está estudiado que el humo que despide su cigarrillo al medio ambiente es tanto o más peligroso para la salud que ese otro que usted inhala hacia su interior.

9. Se localizan compuestos en el humo del tabaco como el Benzol-A-Pireno que produce cáncer. Esto es un hecho objetivo indicado por la ciencia. No son invenciones para molestar la sensibilidad del fumador.

10. La Organización Mundial de la Salud ha declarado al tabaco como una droga.

11. Es muy importante que considere dejar de fumar no como un acto de cara o cruz sino como un proceso. O sea, que esté convencido siempre, también cuando fuma, de que debe dejar de fumar y que esto es posible, y que lo hará en un tiempo estipulado.

12. La mejor forma de dejar de fumar es tomar conciencia clara de cómo fumamos y a través de ese conocimiento adoptar nuestro método particular de dejar de fumar, que puede ser apoyado por nuestra obra.

13. No olvide nunca que si usted fuma ha sido y posiblemente se debe a la presión social, a la presión de la publicidad y a otros factores sociales...

14. Actúe de modo programado, marcándose objetivos y metas. No se deje llevar por impulsos incontrolados y fuerzas irracionales. Los mayores enemigos del fumador son el azar y la imprevisión.

15. Encuentre muchas razones para dejar el tabaco.

16. Su peor enemigo contra el tabaco es usted mismo, ya que la mente tiende a crearse justificaciones a todo lo que hace, y así reforzar su conducta. No se engañe a usted mismo en este asunto. Sea serio y comprometido. El peor enemigo contra las trampas psicológicas que le hacen fumar es usted mismo.

17. Tiene que llegar a la conclusión final de que fumar es un error, al menos reconózcalo así aunque siga fumando.

18. Que le quede claro que usted si lo desea lo puede dejar. No hay nada imposible en este sentido, lo único que le aconsejamos es que busque lo que mejor se adapte a su personalidad.

19. Son sus propios pensamientos los que finalmente le harán actuar contra el tabaco, y estos pensamientos deben ser antitabáquicos en frecuencia e intensidad .

20. Las mujeres adolescentes están entrando incluso con mayor número en nuestra sociedad española al mundo del tabaco. Si eres mujer, ten en cuenta este dato. Por fumar ni se es más ni menos persona. No hagas de esto un símbolo sexista, eso pertenece a tiempos pasados...

21. Si eres un joven o una joven fumador o fumadora no te dejes dominar por tanta publicidad basura que te promete con el tabaco paraísos inexistentes. Todo lo contrario, en vez de ser atractivo/a puedes envejecer; en vez de ser mejor deportista serás una persona que se fatigue más y sea menos capaz ante el esfuerzo...

22. El tabaco no relaja, excita, es una muleta...

23. Si es un fumador y en su familia la mayoría no fuma, sé respetuoso y deja de fumar por los demás, al menos en la casa...

24. Recuerde que ahora fumar ya no es una cuestión de prestigio sino de debilidad y poca fuerza psico-

lógica. Quizá eso de «Cuando quiera lo dejo» sea un mito y una justificación.

25. El cigarro encierra tras de sí no sólo la fuerza de la pulsión orgánica, sino que se fuma por causas sociales y psicológicas. Recuerde que éstas son tan potentes como el tirón orgánico por la nicotina.

26. Dejar de fumar, en el orden de los beneficios psicológicos, produce una subida de la propia autoestima personal. Tenga en cuenta este dato: estará contento consigo mismo.

27. Aproveche nuestra propuesta de método para dejar de fumar en cuatro fases. No siga todo al pie de la letra, sino que es usted quien debe adaptarlas a su personalidad a partir de pequeñas sugerencias.

28. Lo más difícil de controlar son los contextos sociales donde usted fuma y la fuerza psicológica que da a esos momentos. Tenga esto muy claro.

Cuando obtenga un éxito total sobre su conducta valorará como muy importante esta ruptura que contra el tabaco ha realizado, y verá lo importante que ha resultado este proceso, principalmente por lo que supone de valentía personal. Si hemos conseguido ayudarle a lograr ese objetivo nos alegramos y nos felicitamos por ello, y terminamos este libro expresándole nuestra congratulación:

¡Enhorabuena!

ÍNDICE

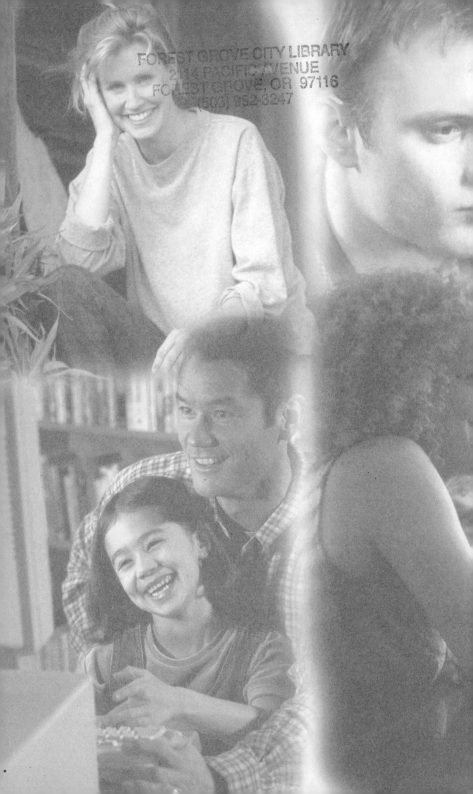